100歳まで自然に元気な和食の流儀

そんな日本人の生活習慣が人類を救う！

医学博士
下方浩史

白秋社

はじめに——健康寿命を延ばす日本人のライフスタイル

日本人の寿命《じゅみょう》の長さは世界のトップクラスです。一〇〇歳を超えて生きる「百寿者」も二〇一九年には七万人を超えました。人生一〇〇年時代ともいわれています。

しかし、私たちの調査では、地域に住む四〇歳以上の人たちの半数以上が「長生きをしたくない」と答えています。なぜでしょうか？　現代社会では、長生きをすることが必ずしも幸せではないからです。

周囲の人たちの世話になることなく、自立して生活できる期間の寿命を健康寿命といいます。この健康寿命と平均寿命の差は約一〇年あるのですが、長生きをすれば認知症や寝たきりになるリスクが高くなります。

すると人生の最後の一〇年は、寝たきりになったり、介護を受けたりしながら生きていくことになるかもしれない……四〇歳以上の人たちの多くは家族が直面するこのような現実を見て、自分は長生きせず、介護を受ける前に死んでいきたいと思う。そのため世界で最も長生きの国の一つである日本で、半数近くの大人たちが、長生きをすることが不幸だと思っているのです。

しかし、要介護状態になる原因のほとんどは、生活習慣病を中心とする慢性疾患です。そして、認知症、心臓病、脳卒中などは、予防が重要。その予防のためには、食生活などの生活習慣の改善が最も大切なのです。

本書では、疾病《しっぺい》、寿命、栄養などの国際的なデータベースを用いた統計から、できる限り科学的に健康寿命を延ばす方法を探っていきます。そのなかでは日本人の体の遺伝的な強靭《きょうじん》さに加え、日本の伝統的な食事を中心としたライフスタイルが、健康寿命を延ばすうえで最適であることを明かしていきます。

まず、日本人のライフスタイルの素晴らしさを知ってください。そして、そのライフスタイルを守りながら、正しい和食の摂り方を学び、さらに健康を増進していくことを目指すべきでしょう。

二〇二〇年五月　　　　下方浩史《しもかたひろし》

目次◉100歳まで自然に元気な和食の流儀　そんな日本人の生活習慣が人類を救う！

第三章　日本と世界の健康寿命

第四章　日本人を健康長寿にした和食の秘密

第五章 日本人が糖質を制限する悲劇

第六章 健康長寿の理想的ダイエット

第七章　健康長寿の秘訣は日本人の生活習慣にあり

100歳まで自然に元気な和食の流儀

そんな日本人の生活習慣が人類を救う！

第一章　現在の五〇歳は一〇〇歳まで生きる

✻日本人の寿命は世界トップクラス

みなさんは何歳まで生きられると思っていますか？　寿命といえば、最初に思い浮かべるのは、平均寿命のことでしょう。図表1は一九世紀末からの日本人の平均寿命の推移を示しています。

一九二〇年頃には平均寿命は男性で約四二歳、女性で約四三歳でしたが、その後、医療の発達や栄養状態の改善から、平均寿命は急速に延び始め、第二次世界大戦後の一九四七年には男女ともに五〇歳を超え、一九五一年には六〇歳を超えました。以後、延び率は少し緩やかになり、また二〇一一年の東日本大震災による一時的な落ち込みがありましたが、平均寿命は今後もさらに延びていく傾向にあります。

二〇一七年度の男性の平均寿命は八一・〇九歳、女性では八七・二六歳。厚生労働省による資料では、日本人の平均寿命は、男性では香港とスイスに次いで世界三位、女性は香港に次いで世界二位です。男女とも日本人は、世界のなかでトップクラスの長寿であるといえます（一六ページ図表2）。

二〇一七年度の簡易生命表によると、六五歳まで生存する人は、男性が八九・四％、女

図表1　日本人平均寿命の推移

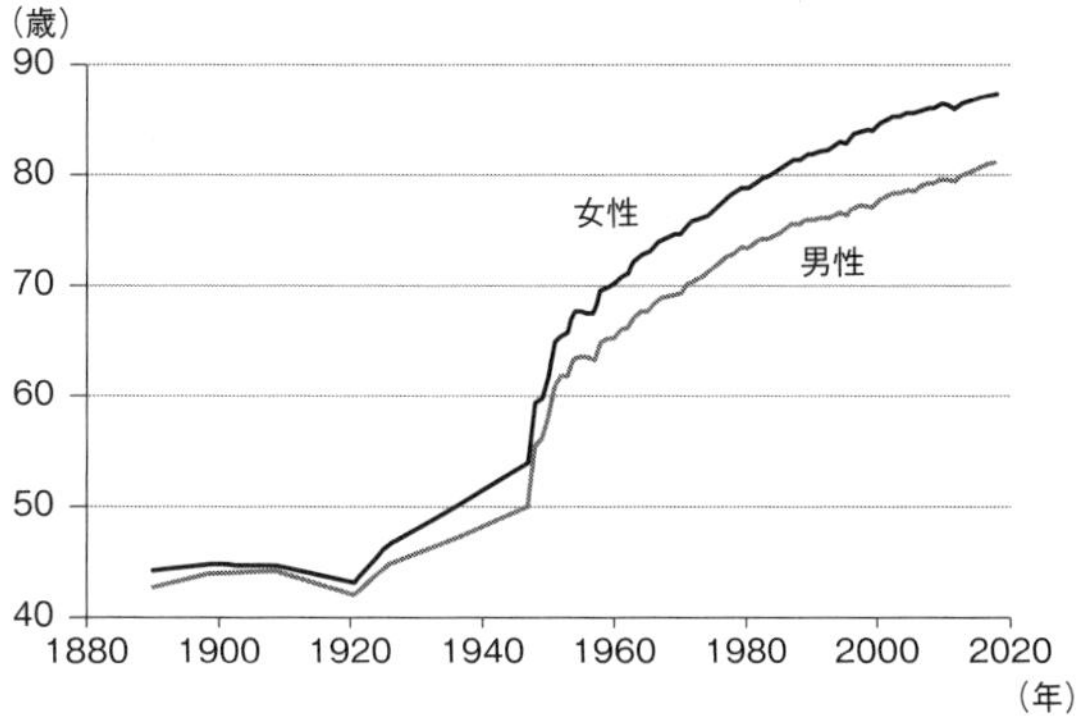

（厚生労働省「簡易生命表」より）

性が九四・五％、九〇歳まで生存する人は、男性で二五・八％、女性で五〇・二％となっています。四〇歳までの生存率は、ほぼ頭打ちとなっていますが、七五歳、九〇歳までの生存率では、さらに増加傾向が続いています（一七ページ図表3）。

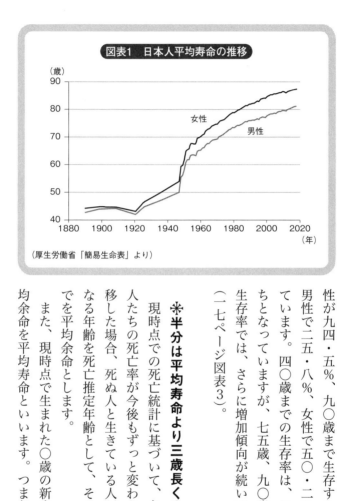

＊半分は平均寿命より三歳長く生きる

現時点での死亡統計に基づいて、各年齢の人たちの死亡率が今後もずっと変わらずに推移した場合、死ぬ人と生きている人が同数になる年齢を死亡推定年齢として、その年齢までを平均余命とします。

また、現時点で生まれた〇歳の新生児の平均余命を平均寿命といいます。つまり平均寿

図表2　日本と諸外国における平均寿命の年次推移

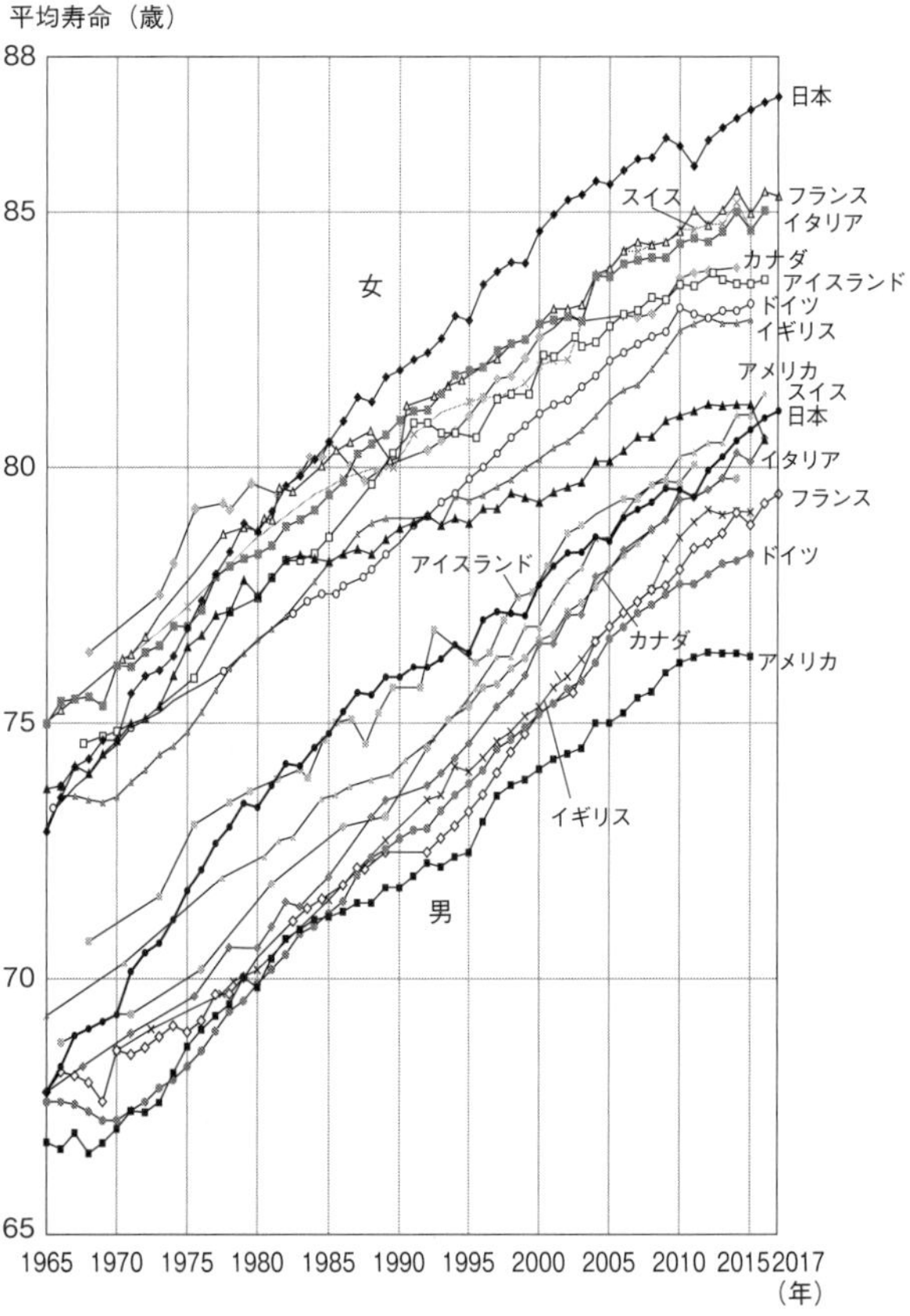

（厚生労働省「簡易生命表」2017年度版より）

図表3　特定年齢まで生存する者の割合

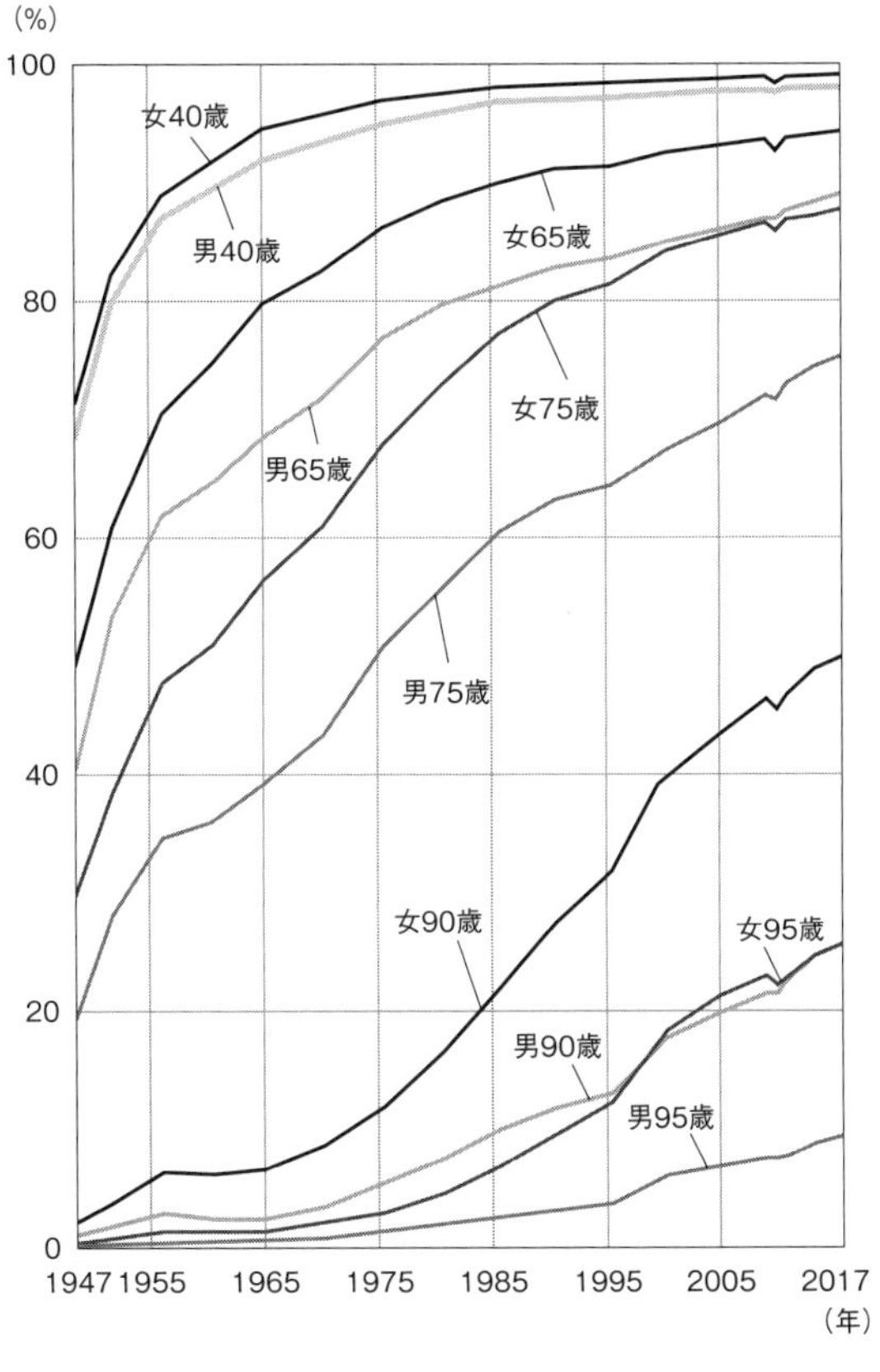

(厚生労働省「簡易生命表」2017年度版より)

図表4　平均寿命と寿命中位数

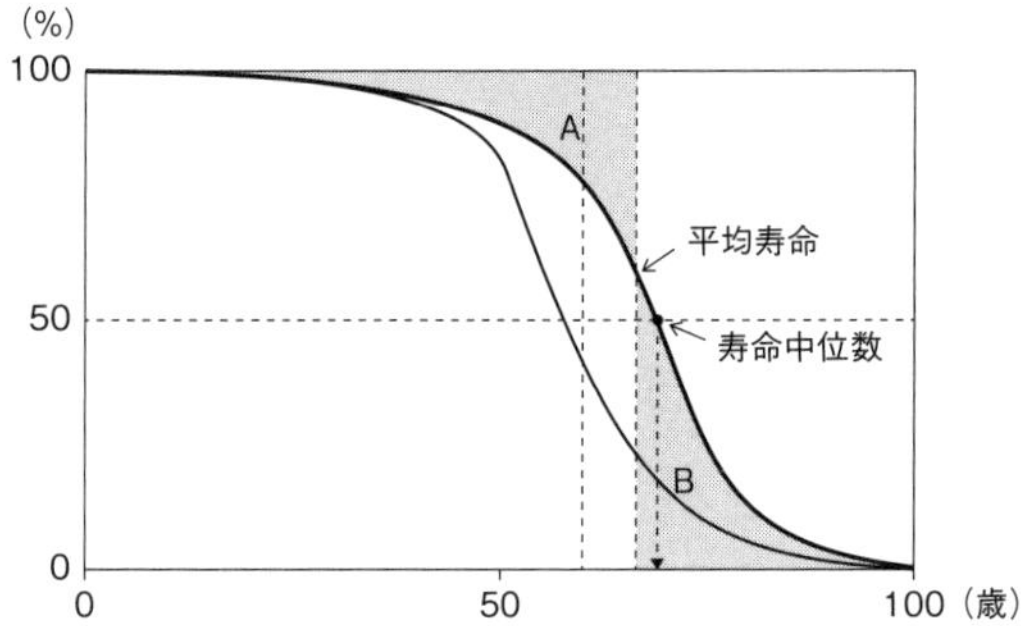

（＊平均寿命はAとBの面積が等しい年齢、寿命中位数は生存数が50%となる年齢。日本では太線で示したように寿命中位数は平均寿命よりも大きいが、若い世代の死亡リスクが高い地域では、相対的に寿命中位数は小さくなる）

命は、産まれたばかりの赤ちゃんが、現在の死亡状況が変わらなければ、平均的に生きられるであろう年齢のことです。

医療の進歩や生活の改善などによって人々の死亡リスクは年々下がっており、たとえば、二〇一七年の女性の平均寿命は八七・二六歳ですが、五〇歳の女性が八七歳になる三七年後には、もっと延びている可能性が高いと思われます。実際、平均寿命は一九九〇年から二〇一七年まで男女ともほぼ直線的に約五・二歳延びており、年間約〇・二歳の延びがあります。

生命表上で出生者のうち、ちょうど半数が生存すると期待される年数を「寿命中位数」といいますが（図表4）、二〇一七年においては、男性が八四・〇八歳、女性が九〇・〇三歳となっています。平均寿命に比べ、男性は二・九九年、女性は二・七七年上回っています。

医学の進歩は加速度的に進み、今後は寿命がさらに延びていくことでしょう。抗ガン剤などを中心とした薬剤は、ガン治療の可能性を高めています。特にｉＰＳ細胞などによる再生医療が進めば、車の部品を取り替えるように、悪くなった臓器を再生した臓器に替えて長生きすることも可能となります。

イギリスのリンダ・グラットンさんのベストセラー『ライフシフト　１００年時代の人生戦略』（東洋経済新報社、二〇一六年）では、二〇〇七年生まれの日本人の子どもの半数は、一〇七歳以上まで生きるとしています。

この一〇七歳という寿命は、世界の先進国との比較では、最長となっています。しかし医学の進歩を考えると、寿命の延びのペースはさらに速く、現在五〇歳の人は一〇〇歳まで生きられる可能性が高いでしょう。

✻老後の自由時間は生涯の労働時間よりも長い

一方、人々が自分はだいたい何歳くらいまで生きられるか、自分の人生設計として想定している年齢を想定寿命といいます。

ダイヤ高齢社会研究財団が二〇一七年に行った全国の四〇代と五〇代の民間企業正社員を対象に実施したアンケート調査では、「あなたは何歳まで生きることを想定していますか。希望ではなく、人生設計として考えているご自身の寿命をお答えください」と、想定寿命を聞いています。すると男女とも、三人に一人が八〇歳と答え、全体の平均は七八歳でした。

ということは、日本人のほとんどは、自分が思っている以上に長生きをする可能性が高いということです。

総務省統計局による二〇一六度年の「社会生活基本調査」では、六五歳以上の高齢者の生活時間を見ると、睡眠や食事など生理的に必要な一次活動が一一時間三八分、仕事や家事など社会生活を営むうえで義務的な性格の強い二次活動が四時間〇〇分、各人の自由時間たる三次活動が八時間二二分となっています。

すると、高齢者の自由時間は年間で約三〇〇〇時間、六五歳から一〇〇歳までの三五年間であれば一〇万時間を超えます。

厚生労働省の「毎月勤労統計調査」によると、就業者の二〇一七年の一人当たり年間総

図表5　男女別100歳以上高齢者数の年次推移

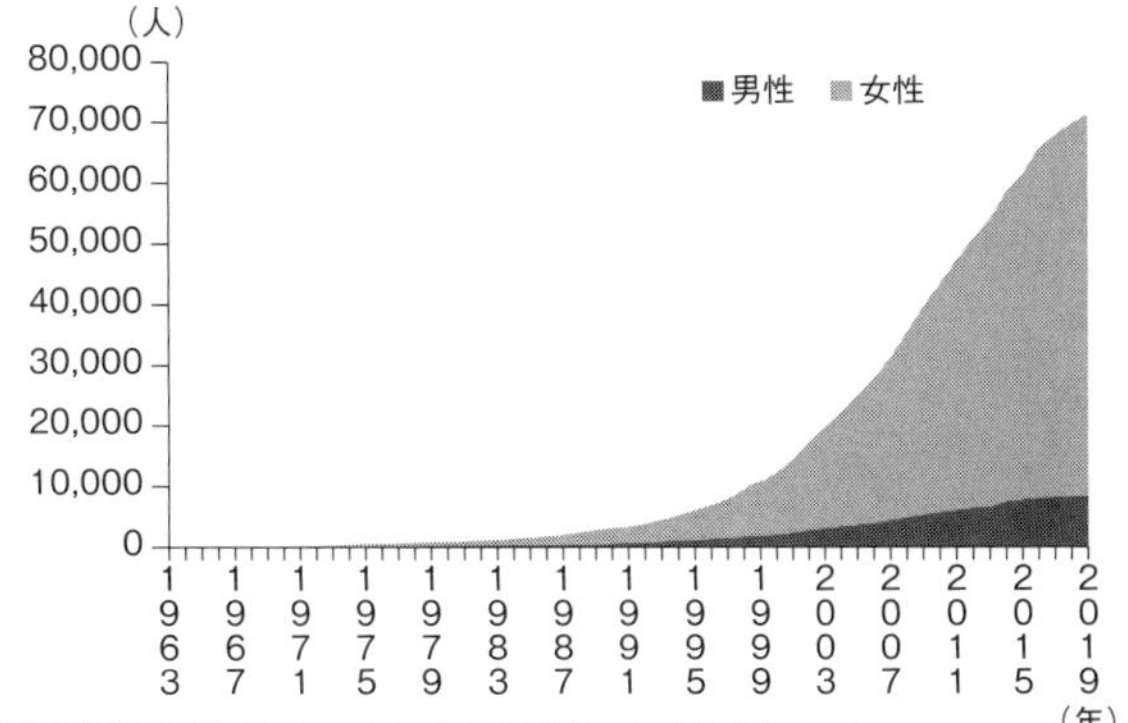

(厚生労働省「男女別100歳以上高齢者数の年次推移」より)

実労働時間は一七二一時間。二〇歳から六五歳まで四五年間働いた場合、生涯労働時間は約七・七万時間になります。ということは、老後の自由時間は生涯の労働時間よりも長い。老後の自由時間一〇万時間——これを健康を維持したまま過ごし、充実した時間にしたいものです。

✻二〇五〇年まで世界一高齢化が進む国

わが国はかつて経験したことのない社会の急速な高齢化に直面しています。六五歳以上の高齢人口が増加するとともに、後期高齢者、超高齢者、さらには「百寿者」の増加も進んでいます。

この「高齢人口の高齢化」は、今後もさら

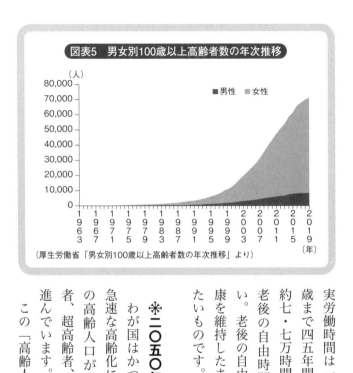

に進行していくと予想されています。そして二〇一九年版の内閣府「高齢社会白書」によれば、二〇二〇年には、六五~七四歳の人口が一三・九%に対し、七五歳以上の人口が一四・九%になると推定されています。

百寿者は一九六三年には一五三人しかいませんでした。が、一九九八年に一万人を突破し、二〇一五年には六万人を超え（二一ページ図表5）、二〇三〇年には一九万人、二〇五五年には四九万人になると予測されています。

二三ページの図表6は、国連が二〇一九年に発表した二一〇〇年度までの将来人口予測による全世界および各国の高齢化率の変化を示しています（国連「世界人口推計」より）。高齢化率は全世界で進行していきますが、その速度や程度は国によって大きく異なります。

日本は二〇〇〇年を過ぎた頃から世界で最も高齢化が進んだ国であり、二〇五〇年頃に韓国に抜かれるまで、世界一が続きます。

また二〇二〇年を基準とした将来の人口の増減予測を図表7に示します。

全世界の人口の伸びは少しずつ低下していくとはいえ、人口は増え続けます。イタリア、韓国、ロシア、中国も人口は減少していきますが、日本の人口減少が大きいことが分

図表6　全世界および各国の高齢化率

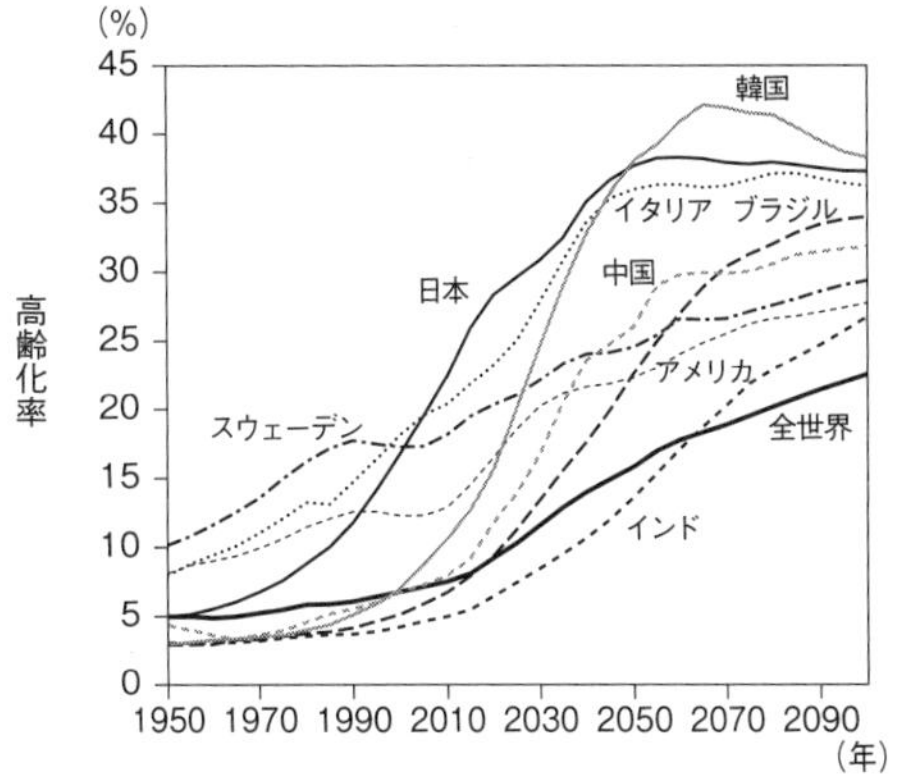

(国連「世界人口推計」より)

図表7　全世界および各国の2020年からの人口の増減予測

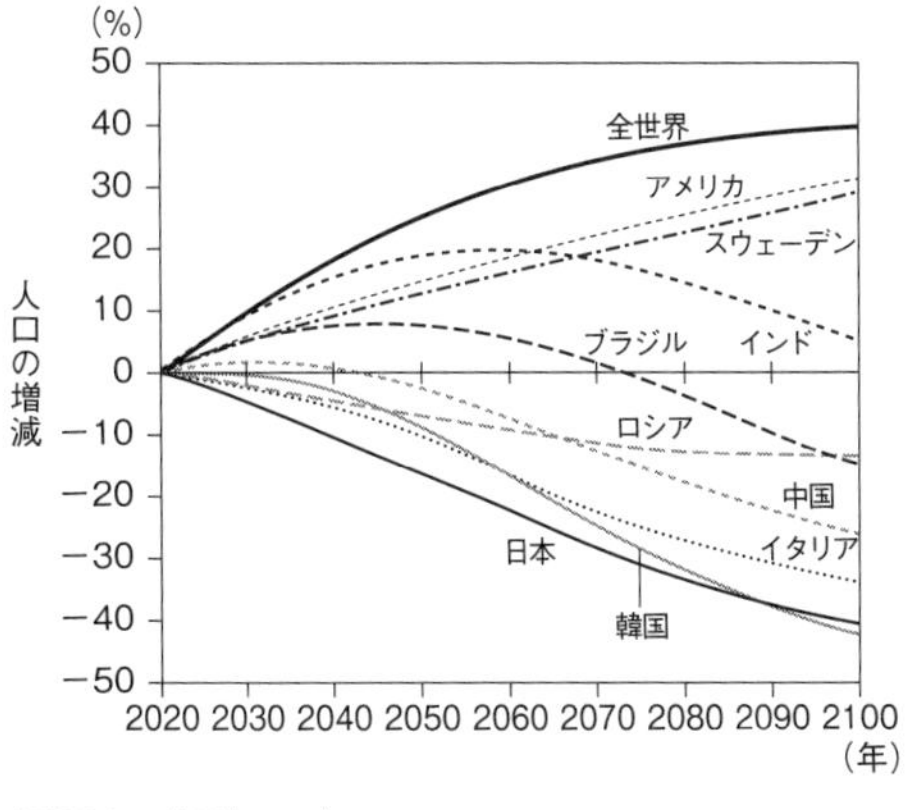

(国連「世界人口推計」より)

かります。

一方、スウェーデンやアメリカの人口増加は続き、福祉の充実した国や移民の多い国でも人口が増えていくものと予測されています。

日本で少子化が進み、また人口が減少していけば、国の活力が低下していく可能性があります。

平均寿命が延びるなか、私たち日本人は、自分で自分の健康を守っていかなければなりません。

第二章　日本人が長生きする遺伝的・社会的な背景

✻身長が高くなるとガンになるリスクが増加

ギネス世界記録に認定されている世界の最長寿者番付では、日本人の男性や女性がトップになっていることが多々あります。かつて双子の百寿者であった「きんさん」「ぎんさん」のうち「ぎんさん」には四人の娘がいますが、やはりみな長命です。実は、日本人は長寿の遺伝子を持っている可能性があるのです。

日本人を含むモンゴロイド（黄色人種）の特徴として黒い髪、黒い瞳《ひとみ》、分厚い皮下脂肪、低い鼻、厚いまぶた、長い胴体、短い手足、低い背丈などが挙げられます。これらは過酷な条件のなかで生存することに適した特徴といえるかもしれません。

まず黒い瞳は、紫外線から目を守ります。白人の青い瞳は紫外線に弱く、サングラスをかけないと、強い日差しのなかでは物を見られません。また分厚い皮下脂肪は寒さに強く、低い鼻は凍傷になりにくい。厚いまぶたは寒さや紫外線から眼球を守ります。

人類が農耕生活を始めたのは一万年くらい前のこと。それ以前の三〇〇万年近い期間は、ずっと獲物を獲って暮らす狩猟生活でした。大量の獲物が獲れたときにはたくさん食べて脂肪を蓄え、飢餓《きが》の際に備えるという能力は、生存するために非常に重要でした。

長い胴体は脂肪をたくさん蓄えるのに適しています。短い手足と低い背丈は体表面積を少なくし、エネルギーの損失を減らします。すべてが過酷な条件下での生存に適した素因なのです。

モンゴロイドは蒙古《もうこ》人種ともいわれます。人種の分岐点とされる現在のイラン付近から、アルタイ山脈周辺へ北ルートで移住した人々は、周囲の厳しい自然環境によって他の人種との交流が遮断され、遺伝的に孤立し、独自の環境適応の遺伝的な素因を獲得しました。

このモンゴロイドには、チベットなどの北アジアや東アジアを中心とした地域の漢民族、朝鮮民族、インドネシアやマレー半島などの東南アジアに住むマレー人、ネイティブアメリカンなど、多彩な民族がいます。

「ベルクマンの法則」――これは気温と動物の体の大きさの関係を示す法則です。

ドイツの生物学者クリスティアン・ベルクマンが一八四七年に発表した法則で、哺乳類などの恒温《こうおん》動物では、寒冷な地域に生息する動物ほど、同じ種でも体が大きくなるというもの。熱帯地域に棲むマレーグマ、日本の本州と四国に棲むニホンツキノワグマ、北海道に棲むエゾヒグマ、北極圏に棲むホッキョクグマの例を見ると、確かに緯度が高い地域に棲むクマほど体は大きくなっています。

　このとき体が大きくなるほど、体重当たりの体表面積が少なくなる計算になります。体表面積が少なければ熱が失われにくく、体温が下がりにくいと考えられます。すなわち寒冷地では、体が大きいほどエネルギー消費が少なくなり、有利なのです。

　ヨーロッパに渡り北欧まで広がった人類は、もともとヨーロッパに住んでいたネアンデルタール人と交雑しました。ネアンデルタール人は金髪で体が大きく、寒冷地に適した体型でした。牛や山羊《やぎ》などのミルクを栄養源として利用できたヨーロッパの人たちは、カルシウムを豊富に摂取でき、身長を伸ばすことが可能でした。

　一方、同じ寒冷地に住むイヌイットは、私たちと同じモンゴロイドです。イヌイットの人たちの栄養源は生魚やオットセイの肉や内臓。カルシウムが十分に摂《と》れない状況でも、低身長で手足が短いモンゴロイドの人たちは、体温を失いにくい体型が功を奏し、寒冷地に対応しました。

　日本人は白人や黒人に比べると背が低いといわれます。身長は成長期の栄養状態にも左右されますが、遺伝的な影響も大きいのです。しかし、背が低い利点もあります。というのも、動物では細胞の数が多いほどＤＮＡの異常を起こす頻度が増すので、体が大きな個体はガンになりやすくなるからです。

また、体が小さければ安静時の代謝量が減り、酸化ストレスが少なく、老化が遅くなるとも考えられます。

人間での研究では、一〇センチ身長が高くなると、ガンになるリスクが一〇％増えます。この点では男性よりも女性のリスクのほうが大きく、男性では九％、女性では一二％でした。

❋暑さにも寒さにも強いモンゴロイド

人類は四〇〇万年以上前にアフリカ大陸の赤道直下に近い地域で生まれました。そして二〇万年くらい前に現生人類に進化し、さらに一〇万年前になると、アフリカからユーラシア大陸の各地に広がっていきました。

ミトコンドリアＤＮＡを用いた解析では、人類の共通の祖先である「ミトコンドリア・イブ」と呼ばれる女性が、約一六万年前にアフリカにいたと結論づけられています。このあと人類は互いに違う道を歩み始め、人種が生まれました。

まずアフリカを出た人類は、現在のイラン付近から西に向かったコーカソイド（白色人種）、北に向かったモンゴロイド（黄色人種）、南に向かったオーストラロイド（オーストラリア先住民）に分かれていきます。この地点が人種の分岐点と考えられています。そして、アフリカに残った人たちはネグロイド（黒色人種）となりました。

人類発祥の地であるアフリカの赤道地帯では、紫外線の有害な反応から体を守るため、人類の皮膚には豊富なメラニンが必要でした。当然、人類の肌の色は黒くなります。

しかし皮膚のメラニンは、日光によるビタミンDの合成を阻害します。

ビタミンDは、骨格や生体機能に関わる数百の遺伝子の発現に関連するといわれています。特に骨の発達や維持に不可欠であり、その欠乏により、小児ではくる病を、成人では骨軟化症を引き起こします。

さらに骨格筋の発達や維持にも重要な役割を持っており、欠乏すると筋肉量が減少し、転倒や身体障がいの原因となります。加えて、免疫機能の維持や血圧の調整、あるいはインスリンの分泌《ぶんぴつ》にも関与しており、欠乏すると様々な疾患の誘因となります。

このビタミンDは、その多くが皮膚で紫外線の照射を受けたコレステロールから合成されます。そのため紫外線が豊富な赤道付近では問題はないのですが、メラニンが豊富な黒人の人たちは、緯度が高く紫外線量が少ない地域では、生き残るのが困難でした。そこで

図表8　人類の地球全域への移動ルートと移動時期

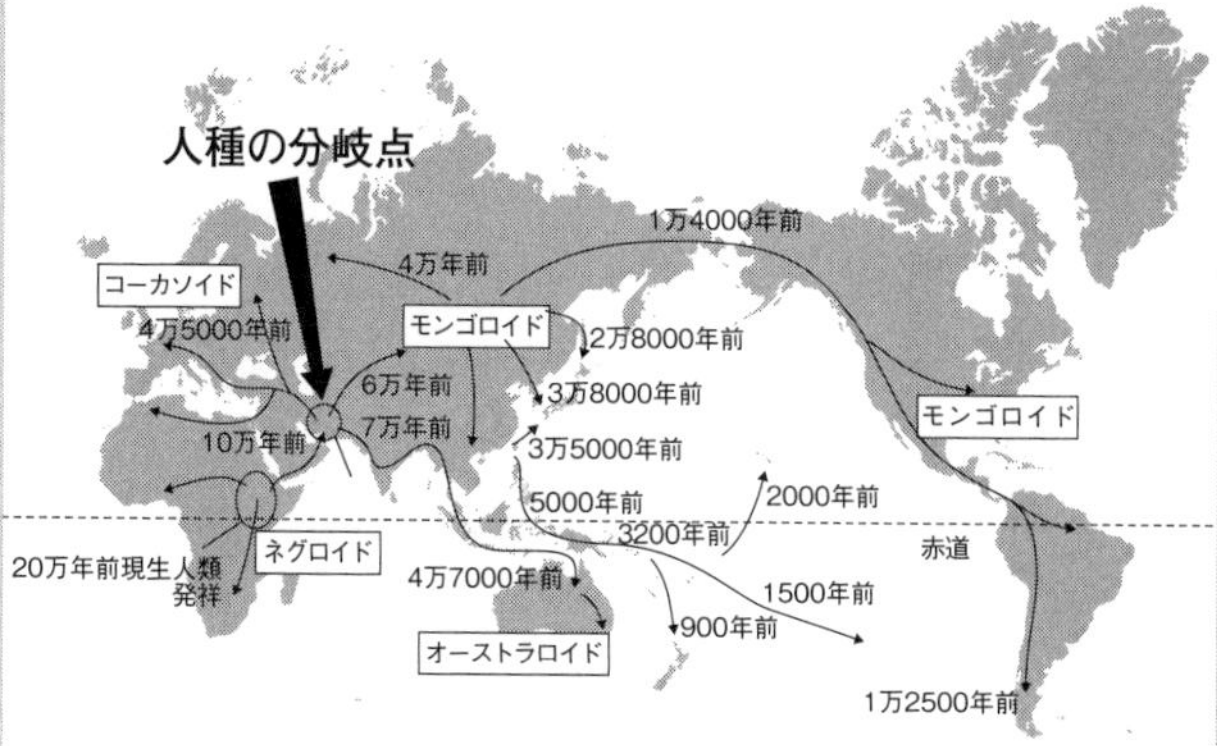

メラニンの少ない、皮膚の色の白い人たちが生き残っていったと考えられます。

一方、白人の人たちは高温や紫外線に耐えられないので、居住域はヨーロッパに限られました。しかしモンゴロイドと呼ばれる黄色人種の人たちは、紫外線が豊富な地域では肌が黒くなり、紫外線が不足する地域ではメラニンが減って肌が白くなり、紫外線を効率よく利用できます。

またモンゴロイドは、寒さにも暑さにも耐えられます。

約一万四〇〇〇年前の氷期にシベリアとアラスカの間のベーリング海峡が地続きとなって歩いて渡れるようになると、モンゴロイドの人たちはアラスカに渡っていきました。一部の人たちはそのままアラスカに残ってイヌイットになり、一部の人たちはずっと南のほうまで下り、アマゾン地域の熱帯雨林で生活するようにもなりました。そして約一五〇〇年後には、南アメリカ南端にまで到達しています。

このように、極寒の地から熱帯雨林まで、どんな環境でも耐えられる特長があるのが、モンゴロイドなのです。

❋新モンゴロイドと古モンゴロイドの違い

アジアのモンゴロイドは、その身体的特徴から、新モンゴロイドと古モンゴロイドに分けられます。進化的に新しいかどうかではなく、寒い地域を移動して寒冷地適応をしているかどうかでの分類です。

古モンゴロイドは、低めの身長などの特徴を持っています。また顔の彫りが比較的深く、二重まぶた、がっしりとした体格、ヒゲや体毛が濃い、などの特徴もあります。寒さには弱いことも特徴で、耳垢《みみあか》はねっとりと湿っており、ワキガの原因となるアポクリン腺が多く、髪の毛は黒くてウエーブがかかっています。

一方、新モンゴロイドは、寒冷地域に適した体質で、古モンゴロイドに比べれば骨格が細く、背は高く、頬骨《ほおぼね》が高くて鼻根が低いため、平坦な顔立ちです。目は一重まぶたで、目頭《めがしら》には蒙古ヒダといわれる皮膚のヒダがあります。そしてヒゲや体毛が少なく、耳垢は乾燥した粉状で、アポクリン腺が少ないためにワキガや体臭が少なく、頭髪は黒く直毛。頭形は前後に短く横に広い短頭が一般的で、脳容積が大きいといった特徴もあります。

また新モンゴロイドの九割には、新生児期から乳児期にかけて、腰の付近に薄青いアザのような蒙古斑が見られるのも特徴です。この蒙古斑は二歳くらいで自然に消えますが、欧米では小児虐待によるアザではないかと間違われることがあります。

❋多様な遺伝子を持つから日本人は強い

日本人は古来、単一民族ではありませんでした。

日本人は、最初の人たちが対馬《つしま》海峡を渡り、約三万八〇〇〇年前に九州に到達しています。また約三万五〇〇〇年前には、台湾から沖縄へと舟で渡ってきた人々もいました。そしてユーラシア大陸とサハリン（樺太《からふと》）や北海道が陸続きだった約二万八〇〇〇年前、北方の人々が歩いて北海道に渡ってきました。これらの人たちが日本の縄文文化を創り出したのです。

縄文系といわれる人たちは古モンゴロイドの特徴を強く受け継いでおり、やがて三〇〇〇年ほど前に、大陸から朝鮮半島を経て、弥生人が稲作文化を持って渡来しました。これが弥生系あるいは渡来系と呼ばれる人たちで、新モンゴロイドの特徴を持っています。

このように、いろいろな人たちの遺伝子が混ざり合って、現在の日本人を形成しているのです。現代の日本人は、一説によれば、二系統の混血が七五%、弥生系が二〇%、縄文系が五%だといわれています。日本人はモンゴロイドなのですが、遺伝的には多様性があるのではないかと思われます（大塚柳太郎・著『ヒトはこうして増えてきた 20万年の人口変遷史』新潮社、二〇一五年）。

遺伝的な多様性は重要です。一見、生存には不利な遺伝子も、環境によっては有利に働くことがあるからです。環境の変化に対応していくためには、遺伝的な多様性が必須だといっても過言ではありません。

たとえば体を巨大にすることで生存競争を生き延びる戦術を取った恐竜は、巨体であるがゆえに個体数に制限があり、遺伝的な多様性を捨てざるを得ませんでした。このため、隕石《いんせき》の衝突による急激な環境変化に遭《あ》ったとき、生き残ることはできませんでした。

また鎌状《かまじょう》赤血球貧血という病気があります。通常は円盤状をしている赤血球が鎌のような形になり、酸素運搬機能が低下してしまう遺伝性の貧血です。この鎌状赤血球遺伝子を持つ人は日本にはほとんどいませんが、マラリアが多く発症するアフリカにはかなり見られます。

マラリアは、その原虫が蚊から人に感染して発症する病気。マラリア原虫は赤血球のなかに生息します。しかし、赤血球がいびつな鎌状をしているとマラリア原虫は生息しにくいので、マラリアには感染しにくくなります。

マラリアは幼少期にかかると死亡するリスクが高いのですが、鎌状赤血球があると生存する確率が高くなる。鎌状赤血球遺伝子は、本来は人の生存には適していないのですが、環境により、むしろ生存に有利になることもあるのです。

やはり遺伝的な多様性は重要です。多様な遺伝子を持つ日本人は、遺伝的に強いのかもしれません。日本人にはいろいろな遺伝子を持つ人がいることを誇りに思うべきでしょう。

❋日本の医療保険制度が素晴らしい

長寿のためには社会制度も重要です。国が豊かで安定しており、医療制度が充実してい

図表9　国民一人当たりのGDPと平均寿命

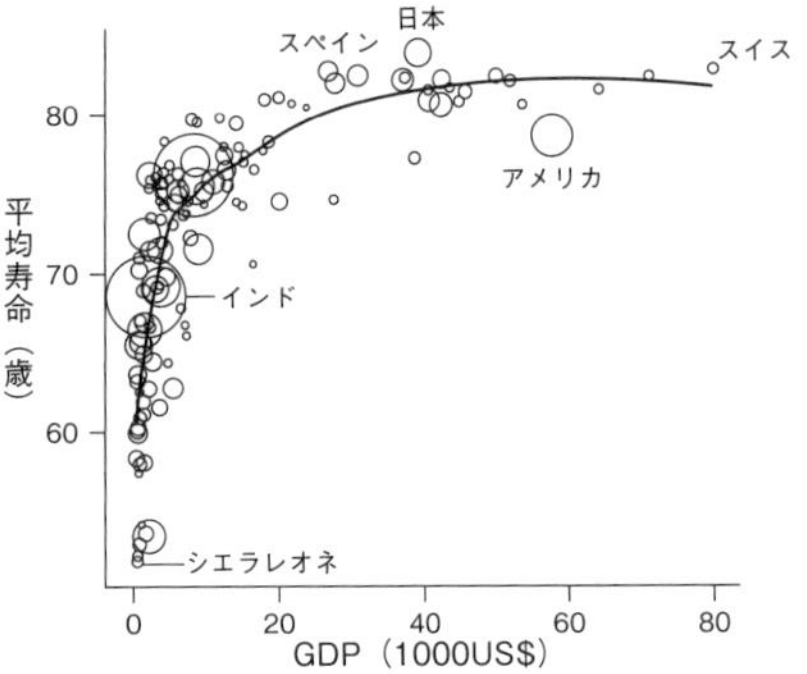

（「世界銀行データベース」より人口100万人以上の国の2016年度データを用いて作成、バブルの大きさは人口を示す）

ること、経済格差が少ないことなどが、平均寿命や健康寿命を延ばすためには必要です。

原則的に豊かな国ほど平均寿命は長くなります。しかし国民一人当たりのＧＤＰが年間一万ドルを超えると、平均寿命と豊かさは関係がなくなります。むしろ医療制度や社会制度、そして生活習慣が問題になってくると考えられます（図表9）。

日本の医療制度は素晴らしいと思います。日本では生後四週未満の新生児死亡率、生後一年未満の乳児死亡率が低く、世界のトップクラスです。二〇一八年の世界銀行の統計では、出産一〇〇〇人当たりの新生児死亡は〇・九人であり、世界の二三九ヵ国・地域のなかでは最も低くなっています。

図表10　GDP上位5ヵ国の新生児死亡率の推移

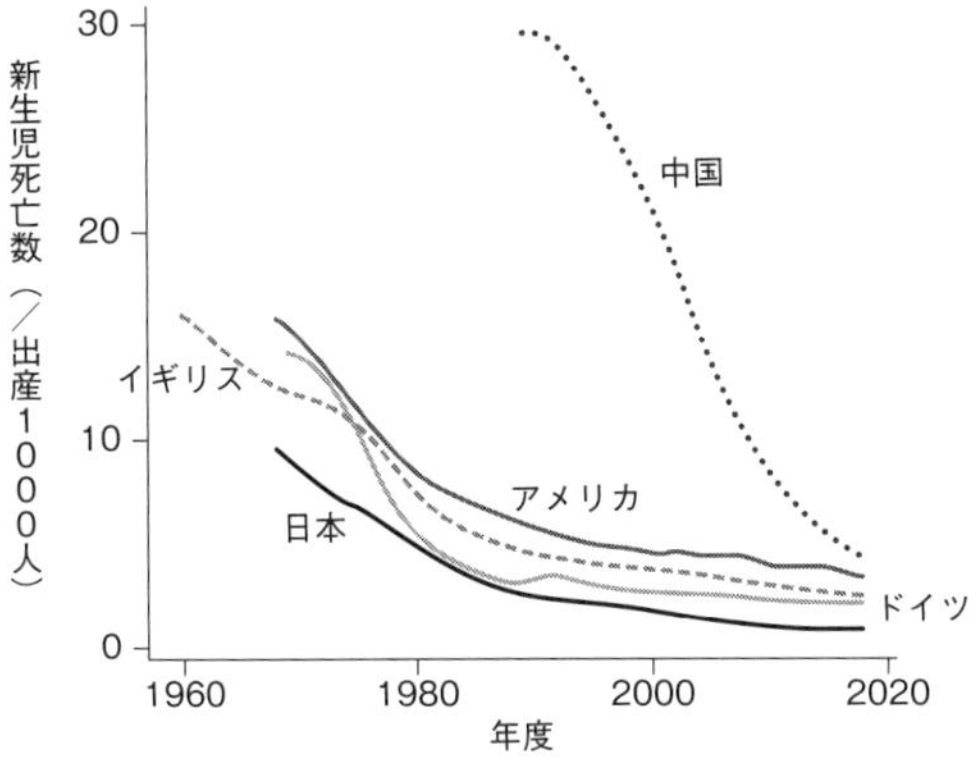

（「世界銀行データベース」より作成）

図表11　GDP上位5ヵ国の乳児死亡率の推移

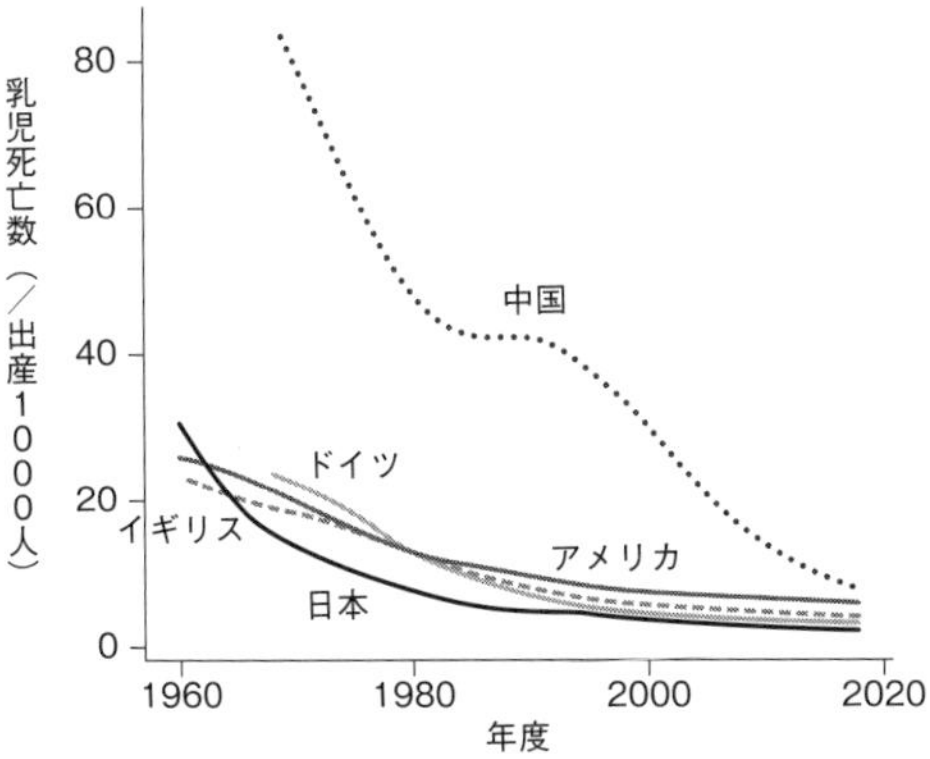

（「世界銀行データベース」より作成）

また乳児死亡率では、フィンランドやアイスランドなどに次いで、日本は第五位。日本の小児医療の技術や医療制度が優れていることの表れだと思います。

三七ページの図表10と11は、二〇一八年時点での世界のGDP上位五ヵ国の新生児死亡率と乳児死亡率の推移を示しています。日本の新生児死亡率と乳児死亡率は最も低くなっています。

✻資産の格差が先進国で一番小さい日本

格差についてはどうでしょうか。格差を表す指標としてはGINI《ジニ》係数が広く使われています。

このGINI係数は所得について計算されることが多いのですが、所得の格差がまったくない場合は〇、所得を一人の個人が独占してしまう場合を一とします。一〇〇倍してパーセントで示されることもあります。

近年、日本では経済格差が拡大し、格差社会になったといわれています。実際、所得に基づくGINI係数や相対貧困率は高くなっており、先進国の集まりであるOECD（経済協力開発機構）の国々の平均値よりも悪くなっています。しかし、これは日本社会で起こっている高齢化が大きな要因になっているのです（菅原佑香、内野逸勢「所得格差の拡大は高齢化が原因か」大和総研調査季報26）。

高齢者が増えれば当然、退職して年金生活をする人たちが増加します。所得は大きく減り、低所得者が増えていきます。しかし、所得に基づくＧＩＮＩ係数は個人資産を考慮していません。

何千万円もの退職金による預貯金や住宅など不動産資産を保有する高齢者はたくさんいます。ＧＩＮＩ係数では、こうした人たちが貧困者として扱われてしまうのです。豊かさや貧困、あるいは格差に関する指標は、所得ではなく資産に基づいて計算されるべきでしょう。

世界の国々の資産を詳細に分析したデータがクレディ・スイスの社内シンクタンクから毎年、公表されています（Credit Suisse Research Institute「Global wealth report 2019」）。二〇〇〇年から二〇一九年までのＧＤＰトップ五ヵ国における成人一人当たりの平均資産をグラフにしました（四〇ページ図表12）。また、成人一人当たりの資産額中央値もグラフにしてみました（四〇ページ図表13）。

すると資産額中央値は、経済大国のなかで、日本がトップです。この資産額中央値と

図表12　GDP上位5ヵ国の平均資産の推移

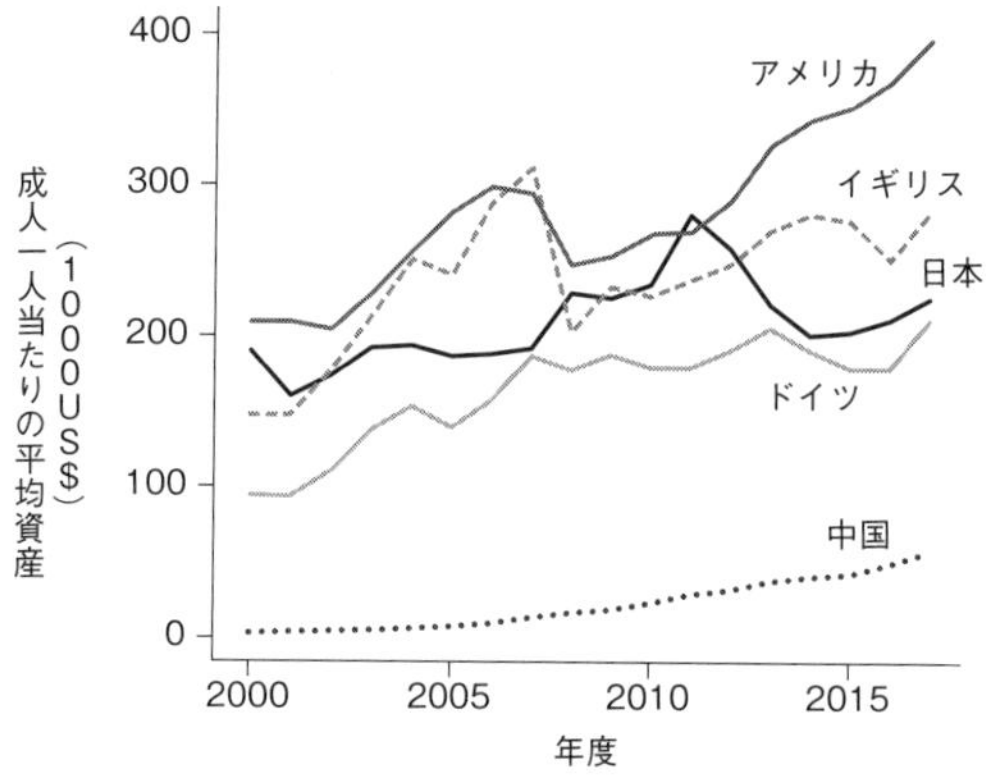

（Credit Suisse Research Institute「Global wealth databook 2019」より作成）

図表13　GDP上位5ヵ国の資産額中央値の推移

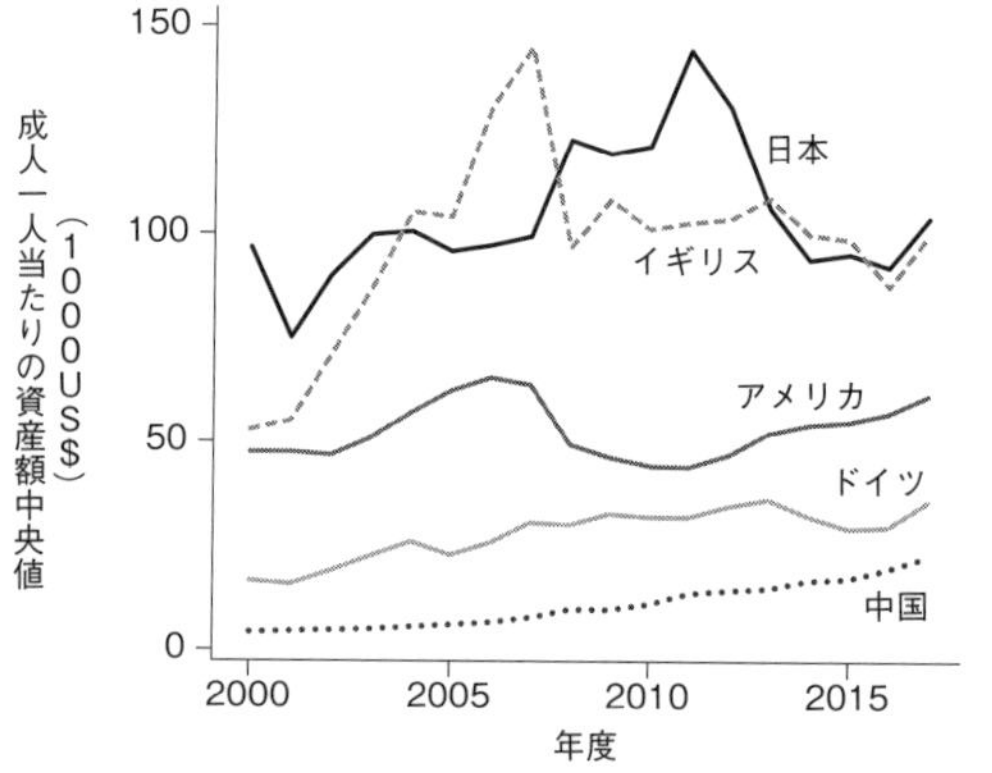

（Credit Suisse Research Institute「Global wealth databook 2019」より作成）

は、資産を少ない（多い）順に並べたとき、その額がちょうど真ん中となる値です。国民の豊かさの指標ともいえるでしょう。

平均値は資産の総額を人口で単純に割って求めています。そのため、アメリカのように莫大な資産を少数のお金持ちが独占する国では、この資産額中央値は低くなり、一方の平均値は高くなります。平均値と中央値の比率は、格差の指標ともいえましょう。

この比率を図示してみると、日本は他の国々よりも低い値となっていることが分かります（四二ページ図表14）。ドイツで比率が高いのは、戦後の長いあいだ共産主義国であった東ドイツと西ドイツの統一により、国内の地域格差が大きくなっているのではないかと思われます。

自由経済のもとでは、格差は年々大きくなっていきます。所得のＧＩＮＩ係数が四〇％を超えると暴動が起きる可能性があるともいわれてきましたが、現在多くの国で、このレベルを超えています。

また、資産の格差は所得の格差よりも大きいため、資産に基づくＧＩＮＩ係数は、所得に基づくＧＩＮＩ係数よりも大きな値になります。日本の所得ＧＩＮＩ係数は他国に比べてそれほど小さくはないのですが、資産ＧＩＮＩ係数は他の国々よりも小さな値になって

図表14　GDP上位5カ国の資産額平均値/中央値比の推移

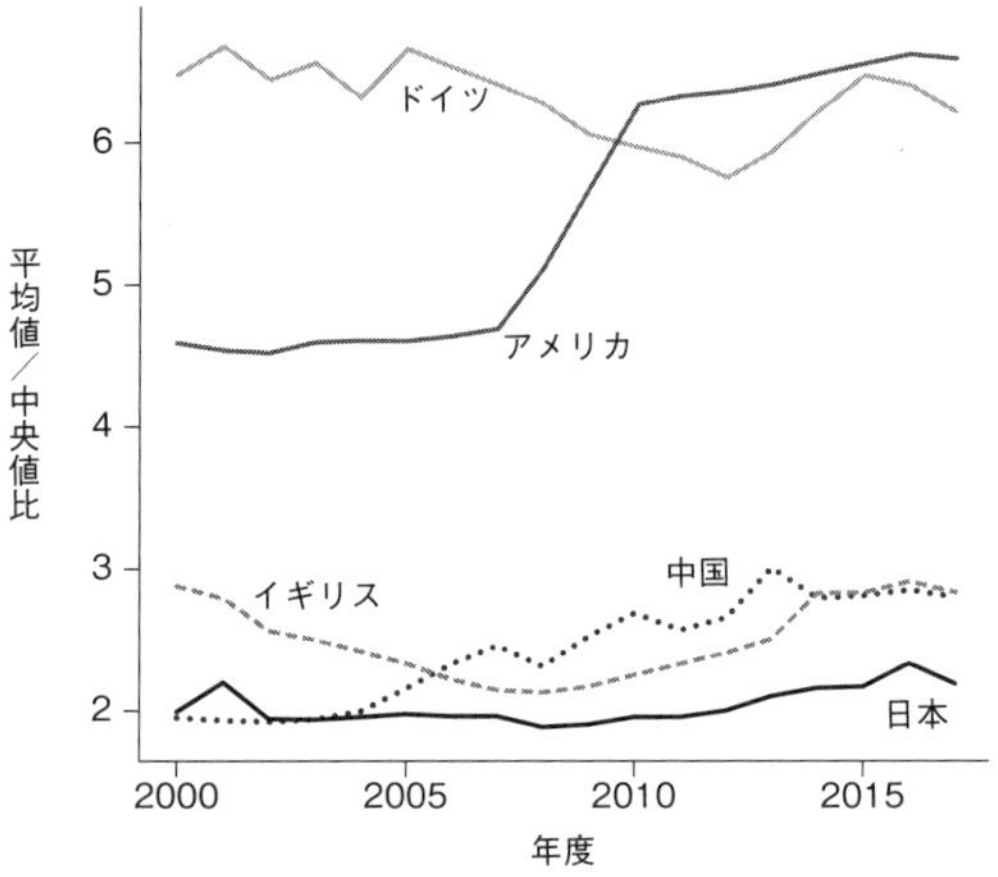

（Credit Suisse Research Institute「Global wealth databook 2019」より作成）

図表15　GDP上位5カ国のGDP・資産額・GINI係数の比較

	GDP（兆US$）	国民一人当たりGDP（US$）	成人一人当たり平均資産額（US$）	資産額中央値（US$）	平均値/中央値比	資産GINI係数	所得GINI係数
アメリカ	20.49	64,865	432,365	65,904	6.56	85.2	45.0
中国	14.22	9,915	58,544	20,942	2.80	70.2	46.5
日本	5.18	40,802	238,104	110,408	2.16	62.6	37.9
ドイツ	3.96	47,462	216,654	35,313	6.14	81.6	27.0
イギリス	2.83	41,895	280,049	97,452	2.87	74.6	35.4

（Credit Suisse Institute「Global wealth report 2019」より作成）

います。日本は高齢者の割合が高いため、所得に基づいた格差は大きくなっていますが、実際の豊かさを示す資産の格差は少ないといえるでしょう（四二ページ図表15）。

❋日本の医療保険制度の三つの特長

日本の所得最高税率は五五・九五％で、スウェーデンの五七・一九％に次いで、世界第二位の高さです。この税率は、年収四〇〇〇万円以上の人が対象となります。

ＯＥＣＤの「二〇一九年版賃金課税統計」によると、会社などが従業員に支払う給料における税金および社会保険料の占める割合のトップはベルギーで、五二・七％、日本は二六位で、三二・六％となっています（子どものいない平均的な単身労働者の場合）。これはＯＥＣＤ加盟国の平均値三六・一％よりも低い値。つまり、日本では高所得者の税率は世界のトップクラスにあるけれども、一般の人たちの税金の負担はそれほど大きくないといえます。

さらに日本では相続税も高く、高額な遺産に対しての税率は世界一であり、最高税率は五五％にものぼります。つまり、遺産の半分は国に取られてしまうことになりますが、アメリカでは六億円以上の相続財産がない場合は相続税、ゼロです。

また世界には相続税がない国も多く、スウェーデンなど相続税を廃止した国もあります。一方、日本では、貧富の差をなくすような税制度が採用されているのです。

医療保険制度はどうでしょうか。日本の医療保険制度は世界一だと思います。

日本の医療保険制度には「国民皆保険」「現物給付」「フリーアクセス」という三つの大きな特長があります。

日本の医療保険制度においては、国民全員が保険に加入します。そうして保険料を出しながら助け合うことを基本にしています。これが民間の医療保険と大きく異なる点であり、利益を上げるためではなく、国民の健康を守ることが最大の目的となっています。

アメリカでもバラク・オバマ前大統領が「オバマケア」と呼ばれる国民皆保険を目指した医療保険制度を作ろうとしました。しかしオバマケアでは、高額医療費に対する財源を確保できないだけでなく、保険に入らない人に対しては罰則まで作り、強制的に実施しました。収入が少ない人たちでも、あるいは既往症のある人たちでも、民間の保険会社と契約できるように強制したのです。

この結果、オバマケアは一般市民の保険料高騰を招き、企業や市民への負担を増大させることとなりました。アメリカの膨大《ぼうだい》な医療費に見合うだけの財源なしに、責任を民間保険会社や企業に押しつけるのには無理があったのです。

日本の医療保険制度のもう一つの特長は「現物給付」です。保険は通常、後日、現金で給付されるのが一般的です。しかし日本の医療保険制度では、医療機関を受診する際には、原則として医療費の一〜三割を窓口で支払うだけ。こうして診療や薬の処方など必要な医療サービスを、平等に受けることができます。これが医療機関にかかる際の患者負担を減らしています。

＊高額検査機器が多用されても高くない医療

また日本の医療保険制度の大きな特長として、「フリーアクセス」を挙げることができます。すなわち、誰でも医療機関を自由に選ぶことができる。日本中どこの医療機関にでもかかることができるのです。

ただし、最近は風邪《かぜ》のような軽い病気で大病院にかかろうとすると、紹介状がない限り初診料が高くなるシステムになりました。しかし、診療を拒否されることはありません。

一方、アメリカで受診できる医療機関は、医療保険によって制限されるのが普通です。イギリスのように公衆衛生が発達している国でも、まずは「かかりつけ医」にかかり、紹介状を書いてもらわないと、大きな病院には行けません。ということは、もし「かかりつけ医」が重大な病気の可能性を見過ごしてしまえば、手遅れになってしまうことすらあるのです。

加えて、病気の治療法にはいろいろな方法があります。たとえば乳ガンでは、全摘や部分切除などの外科手術、また化学療法、ホルモン療法、放射線療法などがあり、その組み合わせも様々です。検査結果、年齢、体力などを考慮して、患者、家族、医師で話し合い、患者にとって最適な治療法を選ぶことが、日本では普通に行われています。

しかし民間の医療保険に依存しているアメリカでは、医療保険のグレードによって、選択できる治療法が異なってきます。高額医療は保険会社の承認がなければ受けられません。すなわち治療法は保険会社が決めているのです。

こうしたことを勘案《かんあん》すると、日本の医療費は、果たして高いといえるのでしょうか。

高齢になるほど病気になりやすく、医療費がかかるようになります。高齢者の割合が世界一高く、高齢者数が増え続けている日本では、医療費が高くなって当然です。しかも、日本では安楽死は原則認められず、「最後まで最善を尽くす」終末期医療が行われます。また、風邪にも抗点滴や人工呼吸器を使用した延命治療にも膨大な医療費がかかります。また、風邪にも抗

図表16　OECD諸国の100万人当たりのCTおよびMRI台数

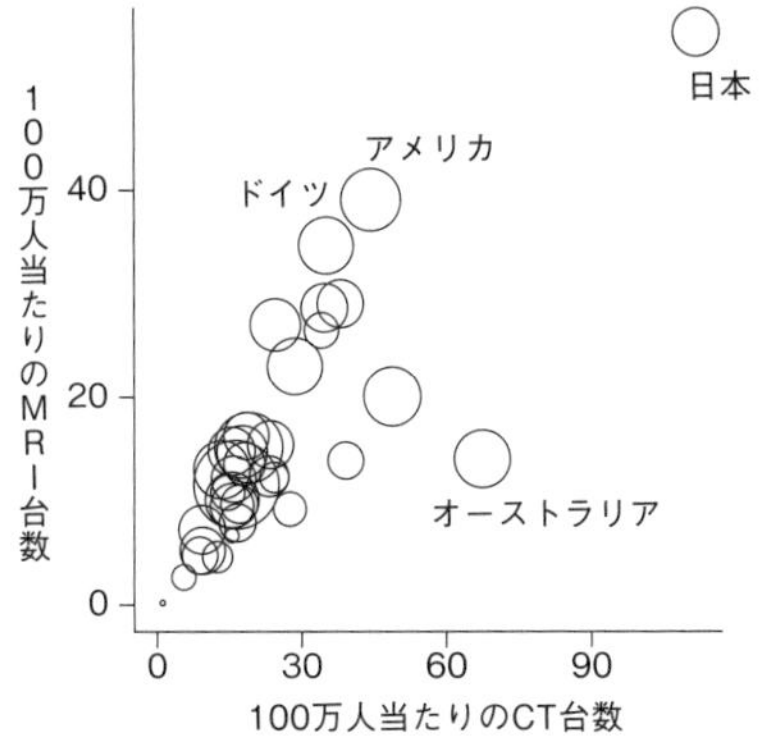

（バブルの大きさは国民一人当たりのGDPを示す。「OECD Health Statistics 2019データベース」より作成）

図表17　OECD諸国の高齢化率と一人当たりの医療費

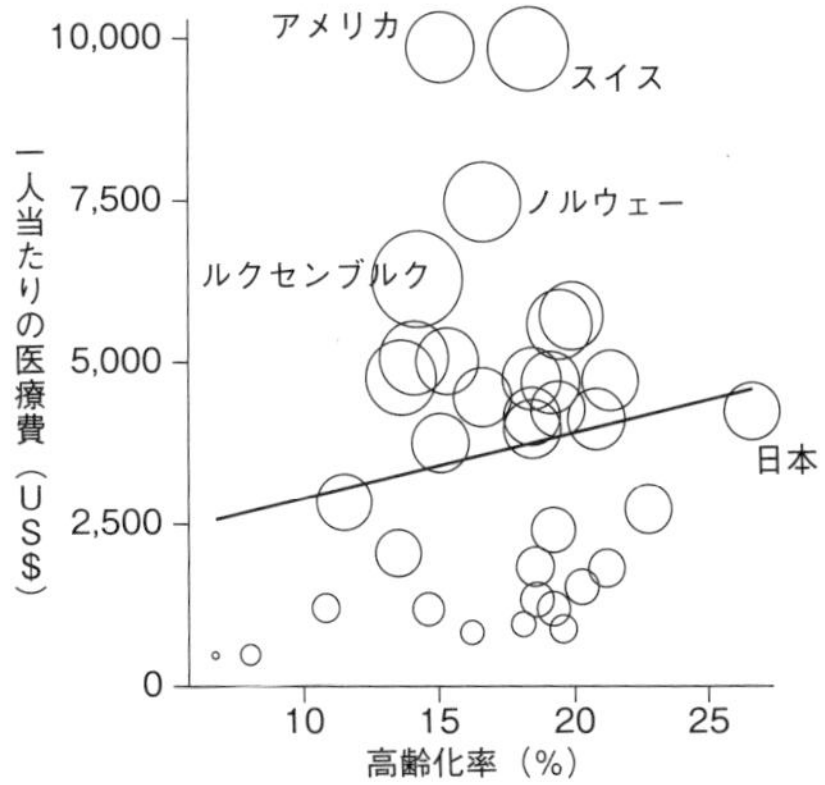

（バブルの大きさは国民一人当たりのGDPを示す。「OECD Health Statistics 2019データベース」より作成）

生剤が処方され、複数の病院や診療科を受診することもできるし、ちゃんと薬も投与されます。さらにMRIやCTのような高額検査機器が世界で最も多く使われ、検査が行われています（四七ページ図表16）。高齢化が進み、長期入院の患者も多くいます。

しかし、日本の医療費は先進国がほとんどを占めるOECDの国々のなかで、それほど高くはないのです（四七ページ図表17）。

また日本では、すべての医療行為や医薬品の価格について、細かく点数が決められています。診療報酬改定は、厚生労働大臣の諮問《しもん》機関である中央社会保険医療協議会の議論を踏まえ、医療費ができる限り抑えられるよう、政府によってほぼ二年ごとに行われています。このため保険診療を受けている限り、アメリカのように虫垂炎の手術で八〇〇万円も請求されるなど、「ぼったくり」は起きない仕組みになっています。

医療費の半分以上は、医師、看護師、薬剤師、栄養士、検査技師などの人件費で占められています。この人件費が低く抑えられていることが、日本の医療費が安い要因の一つかもしれません。

ただ、自己負担金が三割だといっても、ガンなどの病気で最新の治療を受けた場合、膨大な医療費が請求される場合もあります。これに対して日本の医療保険制度では、患者の

図表18　高額療養費制度での医療費支払いの例

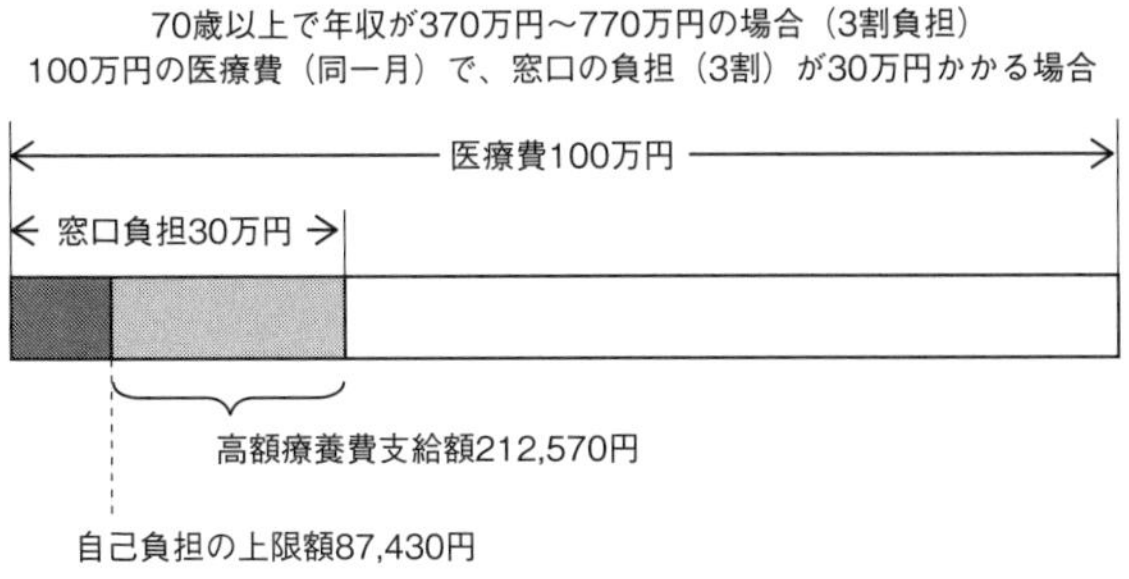

70歳以上で年収が370万円～770万円の場合（3割負担）
100万円の医療費（同一月）で、窓口の負担（3割）が30万円かかる場合

（厚生労働省ホームページより作成）

経済的負担を少なくするための高額療養費制度という仕組みがあります。

この高額療養費制度は、医療費が高額になった場合、月ごとの自己負担限度額を超えた金額を支給する制度です。厚生労働省のホームページに掲載されているケースでは、医療費が同一月に一〇〇万円かかったとしても、実際に支払う自己負担額は月額八万七四三〇円だけです（図表18）。

以上のように、日本では貧富の差が比較的少ないこと、費用を心配することなくレベルの高い医療を受けられることなど、社会的な要因によって寿命が延びている可能性があります。

ここまで日本人には遺伝的な長生きの素因

があること、日本の医療制度や社会システムが優れていることが長生きの要因であることを説明してきました。背が低く、手足が短く、厚ぼったいまぶた、低い鼻といった日本人の身体的な特徴が、長寿のために適しているのです。

そして、いつでも医療機関にかかることができ、また医療費を不安に思わずに最新の医療を受けられる。日本人は、一〇〇歳まで元気に生きるために、最も適した人間といえるでしょう。

第三章　日本と世界の健康寿命

❋世間に溢れる大誤解——日本人の健康寿命は短いのか？

日本人の平均寿命が世界のトップクラスであることは、国際的な統計で示されており、よく知られています。その一方で、日本では「健康寿命を延ばそう」と盛んにいわれています。「平均寿命ではなく、健康寿命を延ばすことが重要である」「平均寿命と健康寿命の差を縮めよう」などというふうに……。

厚生労働省が三年に一度、日本全国の健康寿命の推定値を公開すると、その結果に、各都道府県は一喜一憂しています。しかし後述するように、厚生労働省による健康寿命の推定方法は日本独特のもので、国際的な比較はできません。実際のところ、日本人の健康寿命は、国際的に見て長いのでしょうか、短いのでしょうか。

先進諸国が集まっているＯＥＣＤでは、二〇一九年に、医療・健康に関するデータの国際比較レポートを発表しました。レポートでは、「日本は世界で最も平均寿命が長いなど、健康状態において優れた指標を多く有している。それでも多くの国民が健康に関して悲観的であり、一四％の成人が自分は不健康であると評価している。しかしながら、これは言語文化の違いを反映しているともいえる」と書いています。

世界を代表するような健康長寿の国なのに、国民の多くが自分たちは健康ではないと思い込んでいるのです。

日本の、特に知識人と呼ばれるような人たちは、「日本の医療システムは遅れている」「日本人には不健康な人が多い」「諸外国に比べて寝たきりや要介護の人たちが多い」などと主張したりすることもあるようです。そのために日本人の健康寿命は短いのではないかと思い込んでいる人が多いのではないでしょうか。

しかし実際は、日本人の健康状態は先進国のなかでも優れており、ＯＥＣＤのレポートでも、「国民の多くが、健康的な生活を送っており、アルコール消費量は低く、また成人の過体重および肥満の割合は最も低い。医療へのアクセスは堅調であり、公的財源によって支払われる医療費はＯＥＣＤ諸国内で三番目に高い。医療の質も全般的に高く、たとえば、脳卒中後の三〇日死亡率は二番目に低く、様々なガンの五年生存率も高く、慢性疾患による回避可能な入院率も低い」と記されています。

介護に関しても、「介護従事者が比較的多く、その教育レベルは高い。ＯＥＣＤにおいて、高齢者人口あたりの介護従事者数は九番目に多く、高学歴の介護従事者の割合は四番目に高い。介護サービスへのアクセスは良く、質は高いことが示唆《しさ》される」と、日本の介護システムについても高く評価しています。

本章で後述するように、日本の健康寿命は、平均寿命と同様に、世界のトップクラスにあります。しかも平均寿命と健康寿命の差が、諸外国と比べると小さいのです。これらは、日本人の健康的な生活習慣が多くの慢性疾患を予防し、さらに医療や介護の優れたシステムが健康維持をバックアップしている表れだと思います。

❋ところで健康寿命とは何なのか

健康寿命（Healthy life expectancy：ＨＡＬＥ）はＷＨＯ（世界保健機関）が提唱した健康指標で、良好な健康状態を維持していると期待できる年数を〇歳から数えて求めた期間です。寝たきりや車椅子生活など、他の人の支えがないと生活できない介護を必要とするような期間を平均寿命から差し引いた年数ともいえます。近年、国民の健康寿命の延伸が重要であるとの認識から、健康寿命が注目されてきています。

日本での健康寿命は、厚生労働省が行っている「国民生活基礎調査」のデータから算出されています（尾島俊之「健康寿命の算定方法と日本の健康寿命の現状」月刊心臓Ｖｏｌ・47 ２０１５年）。

この「国民生活基礎調査」は、保健、医療、福祉、年金、所得など、国民生活の基礎的事項を調査し、厚生労働行政に必要な基礎資料を得るもの。一九八六年を初年として三年ごとに大規模な調査が行われ、中間の各年には、世帯の基本的事項および所得の状況について小規模な簡易調査が行われています。

この調査では、調査項目の「あなたは現在、健康上の問題で日常生活に何か影響がありますか」との問いに「ある」「ない」から選択して回答します。「ある」の場合は不健康な状態とします。さらに「あなたの現在の健康状態はいかがですか。あてはまる番号一つに○をつけてください」と問い、「よい」「まあよい」「ふつう」「あまりよくない」「よくない」から選択してもらいます。そして、「よい」「まあよい」「ふつう」の回答を健康な状態、「あまりよくない」「よくない」の回答を不健康な状態とみなし、健康寿命を算定しています。

ただ、この算定方法は自己申告制であり、いわば「個人の感想」で判断しているため、客観性に乏しいのではないかともいわれています。

国際比較できるデータとしては、「Global Burden of Disease Study（ＧＢＤ）」による健康寿命があります。ＧＢＤは、疾病《しっぺい》、外傷、危険因子による死亡率や身体障がいによる包括的な疾病負担の研究プログラムで、ワシントン大学の「Institute for Health Metrics and Evaluation（IHME）」が中心となり、世界一二七ヵ国の国際共同研究として運営されています（GBD資料）。

このGBDでは、二九一の疾患と一一六〇の後遺症について障がいの重みを決定し、障がいを有する生存年数を算定し、さらに健康度調整平均寿命を推定するなど、客観的な方法で、世界各国の健康寿命や平均寿命を推定しています。一九九〇年からは毎年のデータが公表されており、日本に関しては都道府県別のデータまで含まれています。

「障がい」という言葉は、もともとは「障碍」と書かれていましたが、「碍」の字が常用漢字に含まれなかったことから「障害」という字が当てられました。「碍」という漢字は「妨げる」という意味で、他に害を及ぼすような意味はありません。しかし「障害」という字が当てられ、「害」を有するイメージが持たれるようになってしまいました。

すると健康寿命という言葉も、「障がい」を持った人生は生きている価値のないものだというような、障がい者を差別する概念だという人たちもいます。

人は「障がい」を持っても生きていく権利を持っています。「障がい」を持っていても、人々に支えられながら、素晴らしい人生を送ることは可能です。また、いろいろな方法で社会に貢献していくことも可能です。加えて福祉が充実した国では、「障がい」を持っていても長生きできます。そのことは素晴らしいことだと思います。

しかし一方で、支援や介護を受けずに生きていけることを望まない人はいません。できる限り健康を守っていくことが大切でしょう。その指標の一つとして、健康寿命という考え方を使っていきたいと思います。

❋世界の平均寿命と健康寿命の関係

平均寿命の延伸と少子化により、日本における人口の高齢化は加速度的に進んでいます。日本は二〇〇〇年を過ぎた頃から六五歳以上の高齢者の割合が世界一高い国になっており、今後もさらに高齢化が続くものと予測されています。

五八ページの図表19に示すように、平均寿命が長いほど、健康寿命も長くなります。しかし健康寿命の延伸は平均寿命の延びに追いつかず、要介護の期間を延長させる要因にもなっています。

実際に、平均寿命が長い国ほど平均寿命と健康寿命の差が大きく、要介護の期間も長くなっています（五八ページ図表20）。先のＧＢＤによると日本の二〇一七年の健康寿命は

図表19　人口100万人以上の国における平均寿命と健康寿命の関係

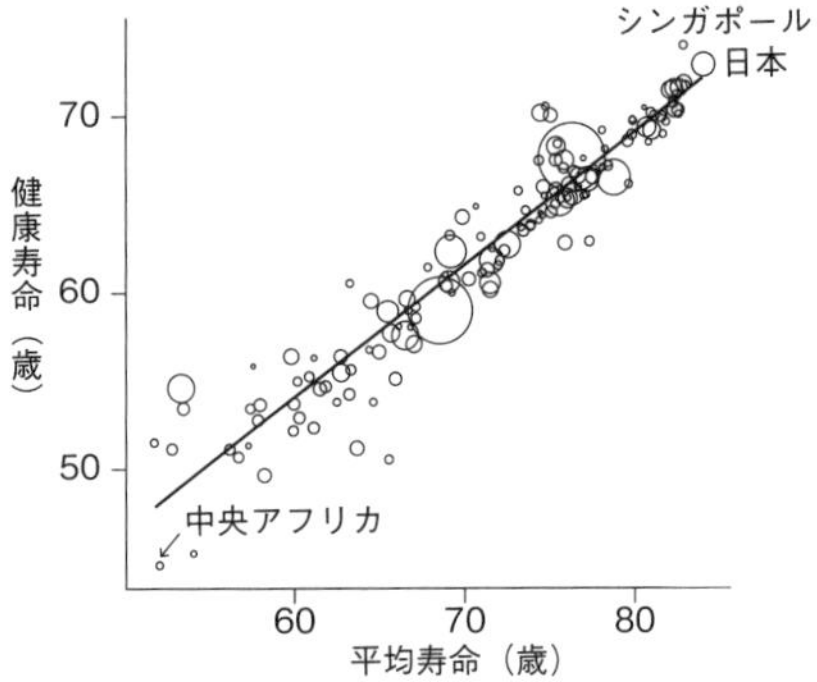

（バブルの大きさは人口を示す。「世界銀行データベース」と「GBD2017データベース」より作成）

図表20　人口100万人以上の国における平均寿命と健康寿命の差と平均寿命の関係

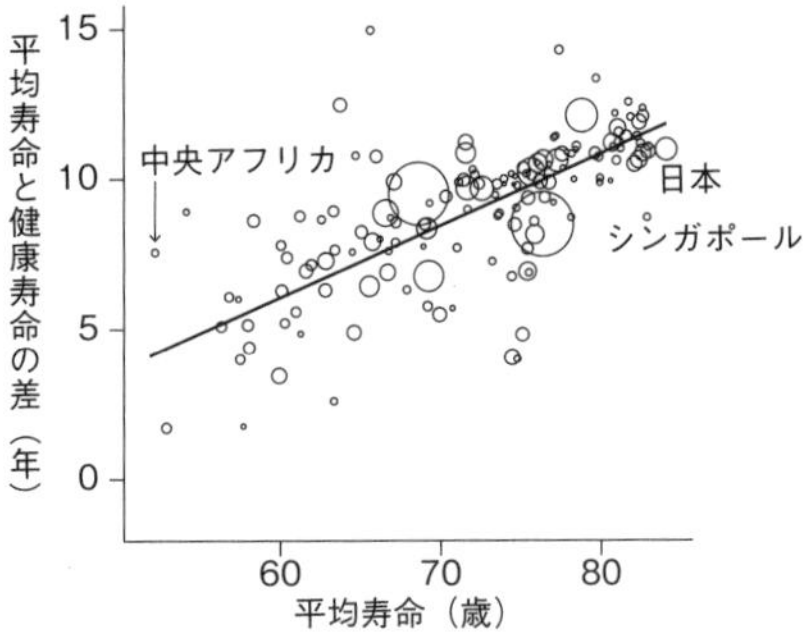

（バブルの大きさは人口を示す。「世界銀行データベース」と「GBD2017データベース」より作成）

図表21　日本における平均寿命と健康寿命の差の推移

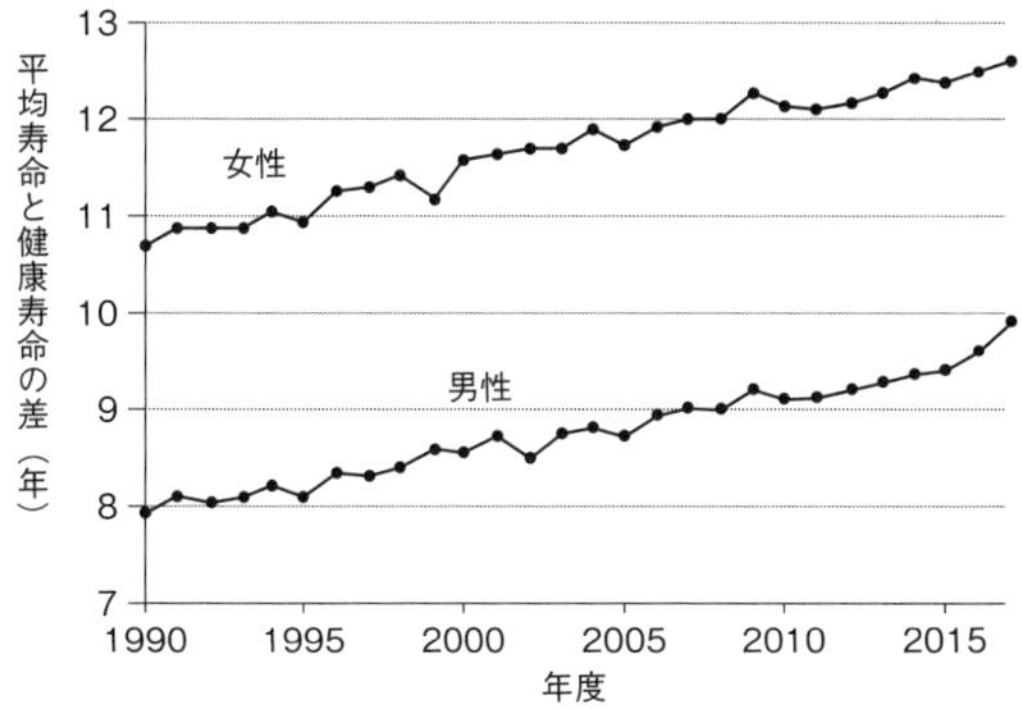

（「GBD2017データベース」より作成）

男性七一・四歳、女性七四・六歳で、平均寿命とともに世界でもトップクラスですが、平均寿命が長い国のなかでは、日本の平均寿命と健康寿命の差は、それほど大きくはありません。

日本の健康寿命は年々長くなっていますが、平均寿命の延びには追いついていません。平均寿命と健康寿命の差は、GBDの二〇一七年のデータでは、二七年間で開き続けており、二〇一七年には男性で九・九年、女性で一二・六年となっています（図表21）。人生最後の一〇年を、支援や介護を受けながら、寝たきりで生きなければならない現代日本の現実を示しています。

ここで、人口が一〇〇〇万人以上の一三五ヵ

図表22　平均寿命上位20ヵ国の平均寿命と健康寿命

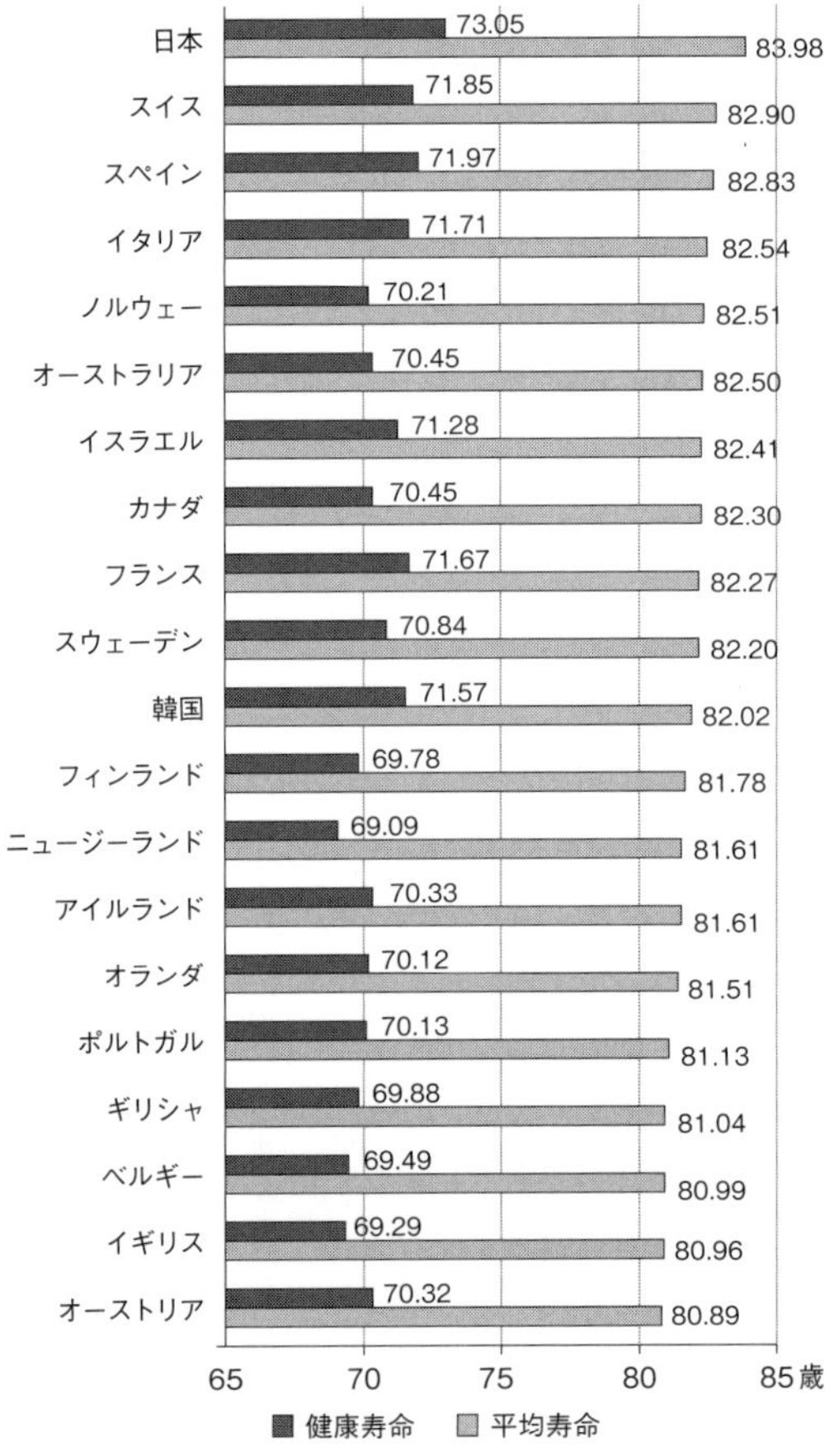

（「世界銀行データベース」と「GBD2017データベース」より作成）

国で、二〇一六年度の「世界銀行データベース」で見た平均寿命の上位二〇ヵ国の平均寿命と健康寿命を、図表22に示しました。健康寿命はGBDの二〇一七年のデータベースを用いています。

すると、平均寿命、健康寿命ともに、日本が世界一です。また、平均寿命が長い国で健康寿命が必ずしも長いわけではないことも分かります。平均寿命と健康寿命の差は、日本は一〇・九三年で、二〇ヵ国中一五位、日本の平均寿命に対する平均寿命と健康寿命の差の割合は一三・〇%で、二〇ヵ国中一八位です。

つまり、日本は平均寿命も健康寿命も長いのですが、平均寿命と健康寿命の差は、世界的に見ると小さいのです。

❋医療費を増やしても健康寿命は延びない

先述した通り、平均寿命と健康寿命の差となる人生の期間においては、自立した生活を送ることができず、介護が必要となります。世界の国々の健康寿命と平均寿命の差は約一〇年であり、現在の人類は、人生の最後の一〇年間を、介護を受けながら生きる運命にあるといえます。

図表23　国民一人当たりの医療費と健康寿命との関係

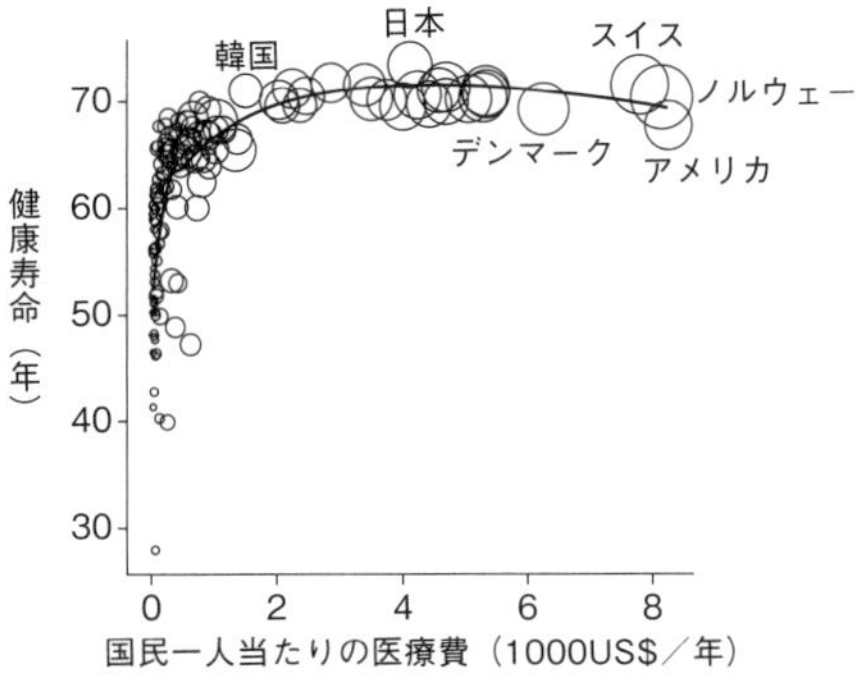

（バブルの大きさは国民一人当たりのGDPを示す。「世界銀行データベース」と「GBD2017データベース」より作成）

では、健康寿命を延ばすには、どうしたらいいのでしょうか？

世界の国々では、健康寿命の延伸が、保健行政上の最大の課題となっています。図表23は、二〇一六年度の国民一人当たりの医療費と健康寿命との関係を国別に示しています。

すると、医療費が年間数百ドルと少ない国々では、医療費が上がれば健康寿命が急激に延びています。しかし医療費が一〇〇〇ドル以上の国々では、医療費が増えても健康寿命は長くなりません。

また、先進国のなかでは医療費がそれほど多くはない日本のほうが、日本の倍の医療費を支出するアメリカ、ノルウェー、スイスなどよりも、健康寿命は長い。病気になってからでは、たっぷり医療にお金をかけても、健康は取り戻せないということでしょう。

＊国の豊かさと命の選択肢の関係

健康寿命を延ばす要因は何でしょうか？　また平均寿命と健康寿命の差である「不健康な年数」を延ばす要因は何でしょうか？　私たちの研究では、平均寿命と健康寿命の差に関連する最も大きな要因は、国民一人当たりのＧＤＰでした（宮本恵子、今井具子、瀬崎彩也子、川瀬文哉、下方浩史「平均寿命と健康寿命の差の要因に関する国際比較研究」）。

健康寿命と平均寿命の差となる年数は、平均寿命が長いほど、また国が豊かであるほど、大きくなります。これは貧しい国では障がいを持ちながら生きていくことが難しいためです。病気がない人でさえも生きていくことが難しい国々では、支援や介護を受けながら生きていくことは、極めて困難です。福祉システムが充実し、多くの人が支えてくれる社会となって初めて、障がいを持った人たちも長く生きていくことができるのです。

医療機器や設備、あるいは医療保険制度が整っていない発展途上国では、延命医療をしたくてもできません。一方、日本には、先述した高額療養費制度があり、患者や家族は費用を心配することなく、手厚い医療を受けられます。国が豊かになるにつれて、命の選択肢が広がることは確かでしょう。

＊肥満と喫煙と健康寿命の関係は

国の豊かさの次に重要な要因が「食べ過ぎ」です。一人当たりの食品エネルギー供給量が多いと、平均寿命と健康寿命の差が大きくなります。過食は肥満の最大の要因。肥満自体も平均寿命と健康寿命の差を大きくする要因です。

さらに私たちの研究では、タンパク質不足、喫煙、運動不足が、平均寿命と健康寿命の差を大きくする要因となっていました。

過食で問題になるのは、特に砂糖と脂肪の摂取です。調査によると日本と韓国には肥満が少なく、砂糖や脂肪の摂取が少なくなっています。食事の内容や遺伝的な素因が近いため、このような結果になったのかもしれません。

砂糖や脂肪の過食は肥満の要因となるだけでなく、血液中の中性脂肪やコレステロールを増加させ、動脈硬化や心臓病、あるいは脳卒中のリスクを増加させます。日本人の食事のなかに砂糖や脂肪の含有量が少ないことも、平均寿命や健康寿命が長いことの理由の一つといえるかもしれません。

ただ日本人のタンパク質摂取量は、一般成人では不足していませんが、高齢者では不足しがちです。高齢者のタンパク質不足は、筋肉を萎縮《いしゅく》させ、歩行能力や生活能力を低下させます。また発展途上国でも、タンパク質摂取量の低下が免疫機能の低下などにつながり、健康寿命を短くしている可能性があります。

一方、喫煙は寿命を一〇年縮めるといわれています。喫煙者本人だけでなく、周囲にいる人たち、特に家族への受動喫煙も問題です。喫煙者は、健康に悪いことを承知でタバコを吸っているのですから、健康を害しても仕方ないかもしれませんが、何の責任もない周囲の人たちにまで、肺ガンや気管支喘息《ぜんそく》などの病気の危険性を増やしてしまうのは、大きな問題です。

ただ、喫煙で痩《や》せるのは事実です。紙巻きタバコ一本で約一〇キロカロリーが消費され、一パック二〇本の喫煙では、二〇〇キロカロリーが消費されます。これは約一時間のウォーキングでのエネルギー消費量に相当します。

また、喫煙は胃の働きを抑え、食欲を低下させます。同じ体格の人で比較すると、喫煙の有無で約二キロの体重の違いがあります。

六六ページの図表24はアメリカでタバコの宣伝が行われていた時代のポスターです。美

図表24　タバコの害が知られる前の時代のアメリカのタバコ宣伝ポスター

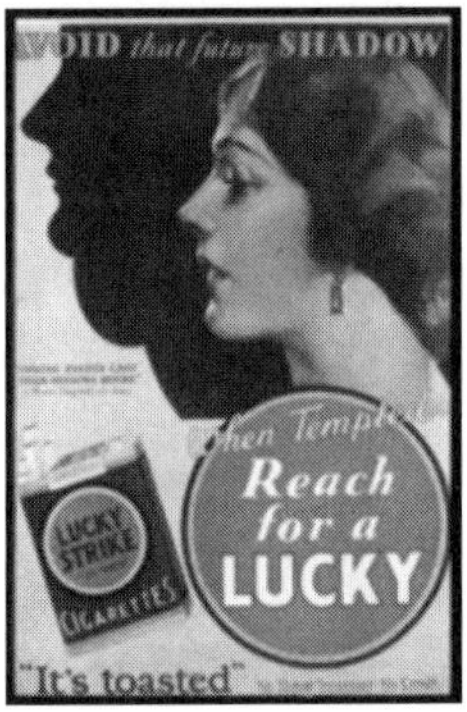

女の後ろに肥満した影が描かれており、喫煙で「将来のあの影を避けましょう」と書かれています。喫煙で減量できることを宣伝材料にして、女性に喫煙させようとしているわけです。

実際、喫煙者が禁煙をすると、エネルギー消費量が減るだけでなく、胃の調子が良くなって食欲が出たり、口寂しいので間食をしたりすることなどで、体重が急激に増えてしまいます。これがオーバーシュートですが、人によっては六〜八キロも体重が増えてしまいます。しかし一定の時期が過ぎれば、禁煙前の二キロ増加程度で落ち着きます（図表25）。

喫煙は性ホルモンの分泌にも影響を与えるといわれています。特に女性では、女性ホル

図表25　喫煙と禁煙による体重変動の模式図

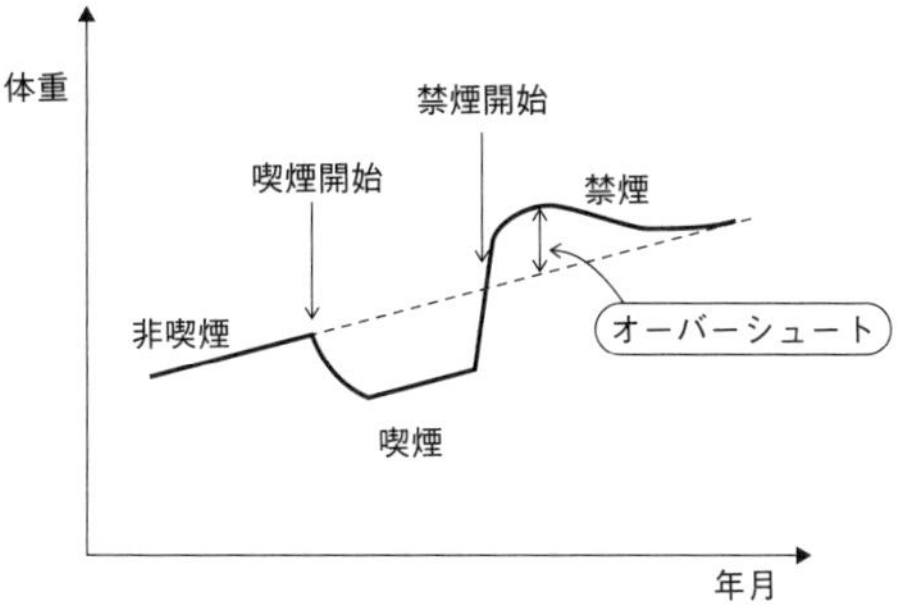

（Stamford BA, Matter S, Fell RDほか「Effects of smoking cessation on weight gain, metabolic rate, caloric consumption, and blood lipids」より作成）

モンを抑え、男性ホルモンの作用を強くします。このため喫煙女性では、不妊症、流産、早産が多くなります。

このような性ホルモンの影響は、体脂肪の分布にも大きな影響を与えます。男性では腹部に脂肪が溜まりやすく、女性では臀部《でんぶ》や大《だい》腿部《たいぶ》に脂肪が溜まりやすいのですが、これは性ホルモンの働きの違いによるものです。

人類はその歴史のうち長いあいだ、狩猟生活を送ってきました。男性は狩りに行き、女性は木の実を集め、子どもを育てるという分業生活です。狩りを行うためには、素早く動いて獲物を倒すため、筋力、特に下肢の筋力を強くする必要がありました。しかし下肢に脂肪が蓄積していては、筋肉が発育しません。そのため、男性の脂肪は腹部に付くようになりました。

一方の女性は、妊娠し、出産し、子育てをします。腹腔《ふくくう》内の脂肪が多くなれば、胎児が育つのに支障を来《きた》します。そのため、大腿部や臀部に脂肪が蓄積するようになりました。

喫煙で、相対的に女性ホルモンが抑制されて男性ホルモンが優位になれば、体脂肪は腹部に蓄積するようになります。腹腔内の脂肪は内臓脂肪ともいわれ、糖尿病や脂質異常症などの代謝異常を引き起こします。これがメタボリックシンドロームです。つまり、タバコを吸うと体重は減りますが、体脂肪の再分布が起こり、メタボ体型になってしまうのです。その結果、動脈硬化が進行し、心臓病や脳卒中などが発症しやすくなってしまう……するとと要介護となったり、寿命が短くなったりしてしまうのです。

❋豊かになっても肥満が少ない日本

運動不足も健康寿命を短くする要因です。健康を守るためには運動が重要であることは、誰もが知っています。では、なぜ運動不足になるのでしょうか？　その大きな原因は、運動がしたくてもできないことなのです。

腰や膝が痛いなどの骨や関節の異常、心不全や不整脈など、様々な理由で運動が制限されてしまいます。そして、このような異常を引き起こす最大の原因が肥満なのです。

身長が一七〇センチの成人男性の理想的な体重は六四キロです。しかし、一七〇センチの身長でも体重が八〇キロ以上の人は数多くいます。このような人は、理想的な体重の人に比べて、毎日一六キロもの荷物を持って生活していることになります。骨、関節、心臓などに大きな負担がかかっていることは確実でしょう。

太っているから腰や膝が痛くて運動できない、運動できないからさらに太ってしまう……そんな悪循環に陥っているのです。

ＢＭＩ（ボディマス指数）では、三〇以上である場合を肥満、二五以上三〇未満である場合を過体重としています。これによると、二〇一五年には、世界で一億七七〇万人の小児と、六億三七〇万人の成人が肥満であると推定されていますが、これは小児の五・〇%、成人の一二・〇%に相当します。

この数値は、一九七五年から二〇一四年のあいだに、男性では三・二%から一〇・八%に、女性では六・四%から一四・九%に増加しており、二〇二五年には男性で一八%、女性で二一%に達するものと予想されています。小児の肥満は成人の肥満よりも頻度が低いとはいえ、小児肥満の割合は、成人の肥満よりも増加の速度が速いのです。

図表26　国民一人当たりのGDPと肥満者の割合

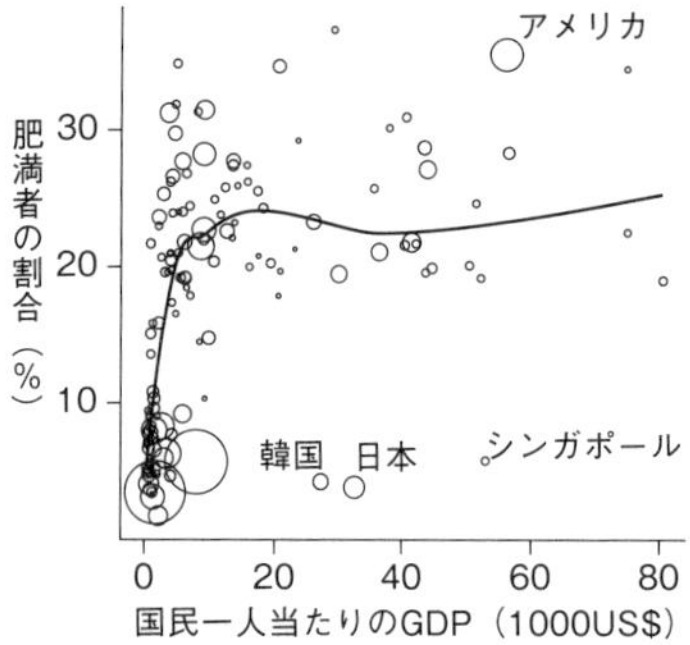

（バブルの大きさは人口を示す。世界銀行とWHOのデータベースより作成）

過去数十年、肥満は社会が豊かになると増えてきました。現在でも貧しい国々では、肥満者の割合は高くありません。しかし、国民一人当たりのGDPが一万ドルに達するあたりまでは、急激に肥満者が増えます。このあと肥満者の割合は、通常、頭打ちになります（図表26）。

ただ、生活習慣や社会制度などに原因があるのか、たとえばアメリカのように、貧困家庭ではむしろ肥満が多くなっているケースもあります。一方、日本、韓国、シンガポールなどは豊かな国でありながら、例外的に肥満者の割合は極端に低くなっています。

日本人では一九九七年以降、男女ともにエネルギー摂取量は年々減少し続け、BMIが二五以上の人の割合は成人男性のみで増加しており、世界のトレンドとは異なっています。

このように肥満者の割合が低いため、日本は平均寿命も健康寿命も、ともに世界のトップクラスにあります。加えて、平均寿命と健康寿命の差が先進諸国のなかでは小さい部類に入っているのも、そのためだと思われます。

✳スイスが健康寿命も平均寿命も長いわけ

これまで述べてきたように、過食、肥満、喫煙、運動不足などが健康寿命を短くさせています。先進国のなかでも例外的に日本人に肥満が少ないことが、平均寿命と健康寿命を世界のトップクラスにしています。

しかし現在、日本人男性では肥満者が増加する傾向が見られます。メタボリックシンドロームも中年男性に多く見られます。過食に気をつけ、肥満にならないようにして、定期的に運動するような生活を守っていくことが、健康寿命を延ばしていく最良の道だと思います。

肥満が原因で、世界中では年間四〇〇万人が死亡しており、その三分の二が心臓病や脳卒中など心血管疾患によるものです。肥満が人々の健康を奪い、命を奪っているのです。心臓病の多くを占める心不全では、歩行が困難になったり、呼吸不全や浮腫《ふしゅ》などを引き起こす。また、脳卒中は麻痺《まひ》や失語などの後遺症を残し、健康寿命を短くしてしまいます。

また、変形性関節症による膝痛《しっつう》や腰痛は歩行困難を引き起こし、車椅子生活となることが多々あります。このような骨関節の障がいは、肥満による荷重負荷の増大が要因となって生じます。介護や支援が必要になる原因の多くの部分を、肥満が占めているのです。

アメリカでの二〇の追跡研究の結果を合わせた分析では、高度な肥満は、六・五年から一三・七年も寿命を短くすると報告されています。

アジア系アメリカ人での検証でも、三五歳から六九歳まではＢＭＩが大きいほど死亡リスクが高くなっており、心血管疾患とガンによる死亡が多くなっていました。

しかし先述の通り、日本人は、男女ともに先進国のなかでは肥満者の割合が圧倒的に低い。ＢＭＩ三〇を肥満の基準とすると、肥満者は、ＷＨＯの二〇一六年度のデータでは四・三％と低いため、日本では肥満の基準をＢＭＩ二五以上としています。

七〇ページの図表26から分かるように、国が豊かになれば肥満者の割合は二〇～二五％ほどとなりますが、日本、韓国、シンガポールは、例外的に肥満者の割合が低いことが分かります。

一方、アメリカでは、ＢＭＩ三〇以上の肥満者が成人人口の三六・二％と、三分の一以上にも達しています。またトルコやニュージーランドでも三〇％を超えています。欧米諸国では肥満率が高く、最も低いレベルのスイスでも、肥満率は一九・五％となり、何とか二〇％を切る程度です。

このスイスでは、平均寿命も健康寿命も、欧米諸国と比較して長くなっています。肥満が平均寿命や健康寿命を左右しているのは確かです。

日本でも骨関節の障がいが歩行障がいや寝たきりを引き起こし、要支援・要介護の要因となります。肥満者が多い欧米諸国では、日本以上に骨関節の障がいが起きやすく、歩行障がいで杖《つえ》歩行や車椅子生活を送ることになっている可能性が高いのです。

また、日本では欧米諸国と比べて虚血性心疾患が非常に少ないのですが、その要因の一つが、肥満が少ないことだと推測されています。

❋最も健康に良い飲酒量はゼロ

次は健康寿命と飲酒の関係です。

少量の飲酒が、心臓病や糖尿病のリスクや死亡リスクを下げるという研究報告は、数多くあります。少量の飲酒は血管を拡張させ、循環動態を改善させます。善玉のHDLコレステロールを増やし、動脈硬化を防ぎます。

またアルコールは、一時的にではありますが、血糖値を低下させます。宴会などで大量に食べて飲んだあと、締めにラーメンやお茶漬けなどの炭水化物が欲しくなるのは、血糖が下がってしまうことが要因の一つになっていると考えられます。

飲酒の寿命への影響はどうでしょうか。日本人にはアルコールの代謝が遅い遺伝子型を持つ人が半数近くいます。白人や黒人には、この遺伝子異常を持つ人は、ほとんどいません。

図表27は、OECDの国々での国民一人当たりのGDPとアルコール飲料供給量の関係を示しています。OECDの国々のなかで日本は、トルコやイスラエルに次いで飲酒量が少なくなっています。トルコには飲酒を禁ずるイスラム教徒が多く、宗教的な要因もあるようですが、成人の飲酒が自由な日本の飲酒量は、他の先進国に比べると、ずっと少ないのです。

適量の飲酒は、生活習慣病の予防や長寿につながるといわれます。ただ、これは糖尿病

図表27　OECD諸国の国民一人当たりのGDPとアルコール飲料供給量の関係

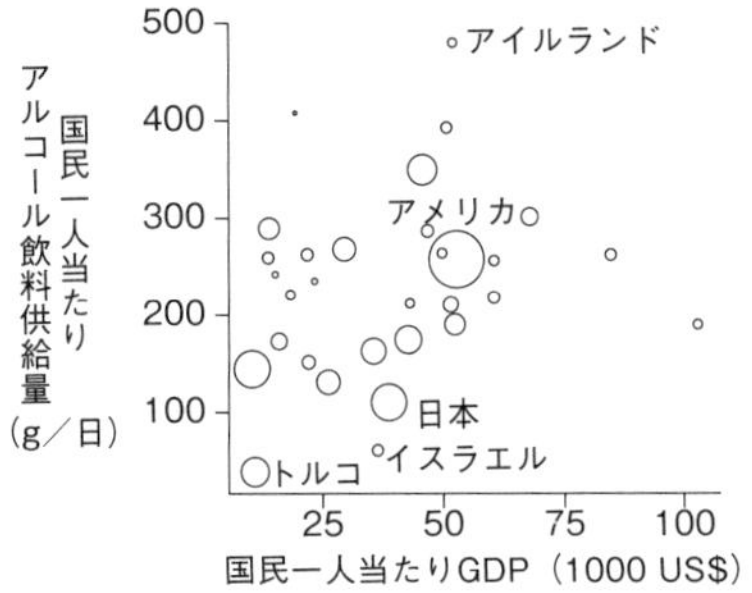

（バブルの大きさは人口を示す。世界銀行とFAOSTA〈Food and Agriculture Organization of the United Nations〉のデータベースより作成）

や虚血性心疾患では当てはまるのですが、ガンや肝疾患、あるいは認知症などでは当てはまりません（厚生労働省「e－ヘルスネット　飲酒とJカーブ」、七六ページ図表28）。

すべての疾患について、疾患による障がいの強さで重み付けをして、飲酒量と疾患に罹《り》患《かん》するリスクとの関連を一九五ヵ国、二六年間の追跡で調査した報告では、疾患リスクの最も低い飲酒量は〇gでした（七六ページ図表29）。

また、飲酒をしている者のみに対する八三の研究、合計六〇万人の追跡調査でも、同様に最も健康に良い飲酒量は〇gでした。

図表28　アルコール消費量と疾患別罹患率

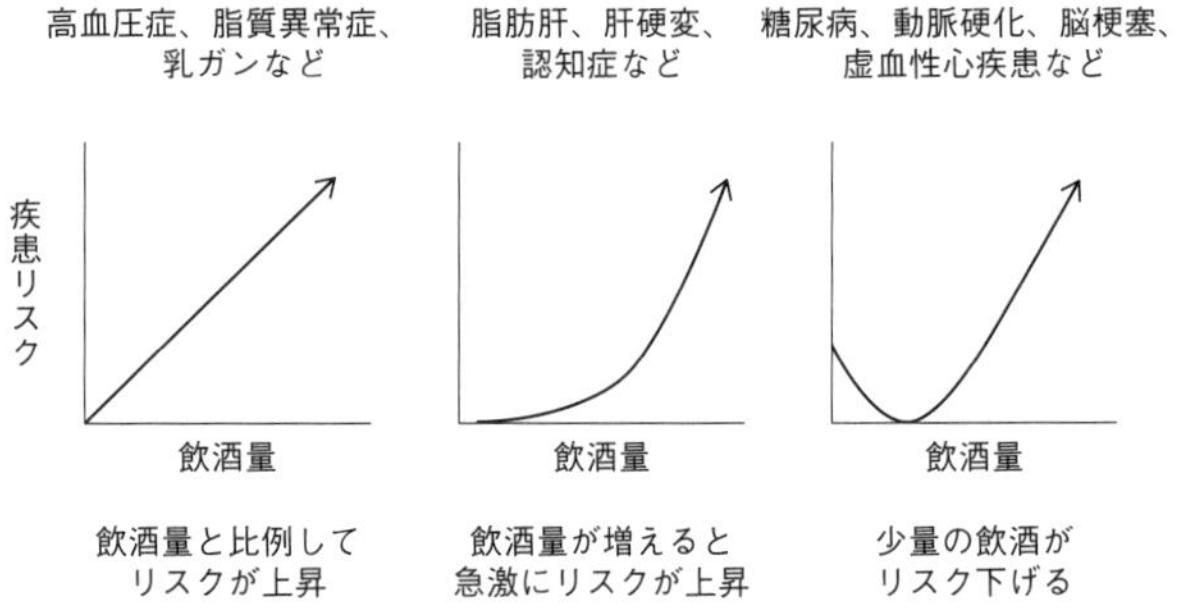

（厚生労働省「e-ヘルスネット　飲酒とJカーブ」をもとに作成）

図表29　1日平均飲酒量と疾患罹患相対リスク

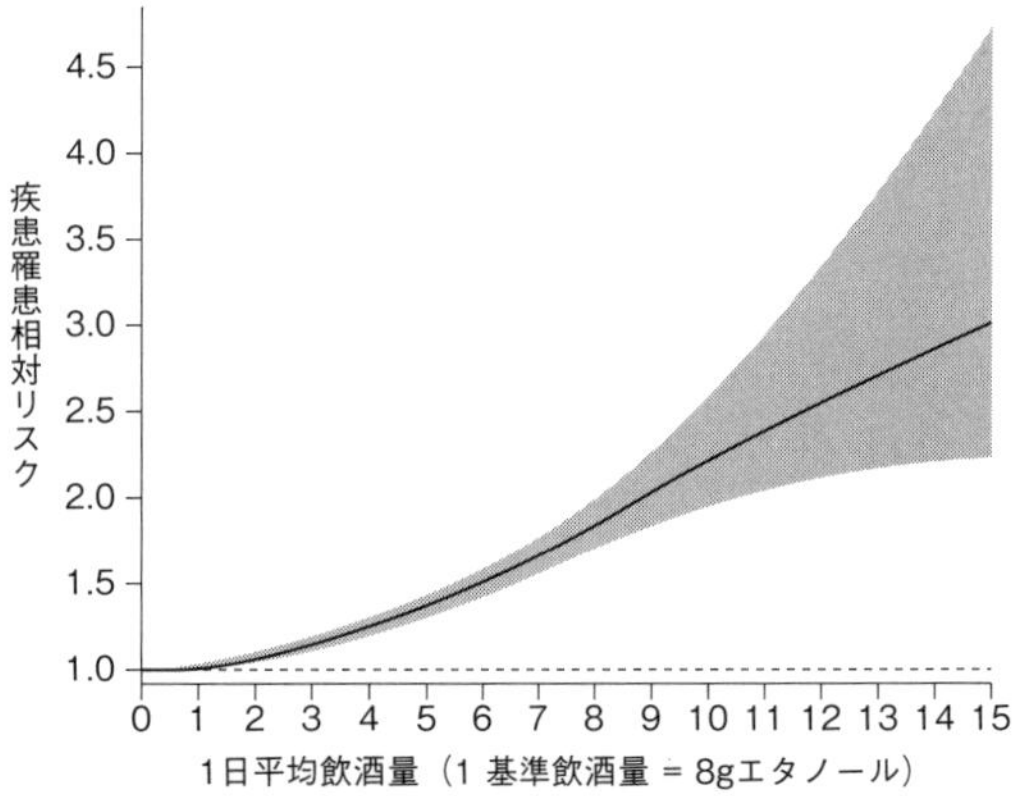

（GBD 2016 Alcohol Collaborators「Alcohol use and burden for 195 countries and territories,1990-2016: a systematic analysis for the Global Burden of Disease Study 2016」Lancet 392より一部改編）

＊日本人が持つお酒を飲めない遺伝子

日本人の場合、遺伝的にお酒を飲めない人たちがいます。

アルコールの分解は肝臓で行われますが、まずアルコールからアセトアルデヒドへと分解するアルコール脱水素酵素（ＡＤＨ）が必要です。このアセトアルデヒドは毒性が強く、悪酔いのもとともいわれていますが、アセトアルデヒド脱水素酵素（ＡＬＤＨ）によって、無害な酢酸《さくさん》へと分解されます。

実は日本人には、遺伝子の変異によって、この二つの酵素の活性が変化している人たちがいるのです（下方浩史「高齢期における生活習慣病の予防　喫煙と飲酒」Advances in Aging and Health Research 2012）。

アルコールが飲めるかどうかを決める最も影響の大きな遺伝子は、このＡＬＤＨの遺伝子です。ＡＬＤＨはいくら訓練しても産生されず、代謝されずに蓄積したアセトアルデヒドによって、ひどい悪酔いや二日酔いを起こすので、ＡＬＤＨに変異がある人は生涯、お酒は飲めないままです。

遺伝子には、父親由来の遺伝子と母親由来の遺伝子の一対が存在します。ＡＬＤＨのうち、アセトアルデヒドの代謝に最も関連するＡＬＤＨ２の一対の遺伝子のうち、一つだけが変異を起こしている比率は、日本人では約三五％です。この人たちの体では、悪酔いのもととなるアセトアルデヒドを分解する能力は、変異を起こしていない人の一六分の一くらいにまで低下しています。

また、二つとも変異を起こしている人の比率は約五％。分解能力はほとんど消失しているので、お酒はまったく飲めません。

ＡＬＤＨ２の遺伝子変異は、日本人を含めた東アジアの人たちにしか存在しません。東アジアでのみこのような遺伝子変異が見られる理由ははっきりしませんが、これによって高温多湿の稲作地帯で多発した寄生虫疾患に対する耐性が得られるのではないか、という仮説があります。

一方、アルコールを分解するＡＤＨについては、ＡＤＨ１Ｂという遺伝子に変異があると、アルコールの分解が速くなります。一対の遺伝子の両方に変異がある場合には、変異がない場合に比べて、アルコールの分解は一〇〇倍くらいに速くなります。欧米人五万八三一三人に対する調査では、アルコールの分解が早くなる変異がない人たちが九五％以上いますが、私たちの調査では日本人には八・八％しかいません。すなわち欧米人と比べて日本人には、アルコールを素早くアセトアルデヒドに分解できる人が多いのです。

ＡＤＨとＡＬＤＨの酵素活性の強さの組み合わせで、①すぐにアルコールを代謝してしまうので酔わずに飲めるタイプ、②アルコールが分解されにくく酔いが続くが、アセトアルデヒドはすぐに分解されるため悪酔いをしにくいタイプ、③アルコールがすぐにアセトアルデヒドに変化し、蓄積して悪酔いをするので飲めないタイプ、④アルコールが分解されず酔いが続くが、アセトアルデヒドが蓄積して悪酔いをしてしまうタイプ、がありま す。

①の人はいわゆる「ザル」の人です。いくら飲んでもアルコールがすぐに分解されてしまい酔わないので、お酒は飲めるけれど飲んでも楽しくないという人がほとんどです。②の人は酒好きで、アルコールが分解されにくく、酔いが続くのですが、悪酔いもしません。③の人は酒を飲むとすぐにアセトアルデヒドが体に溜まってしまい、酷い悪酔いをするので、まったく飲めません。④の人の場合、飲み始めはアルコールがまわって気持ち良くなりますが、少しでも飲み過ぎると悪酔いをします。

世界中の多くの人たちは、上記の②のタイプで、アルコールが分解されにくく、酔いが続いて悪酔いもしないという、酒飲み遺伝子を持っています。しかし私たち日本人は、酒飲み遺伝子を持つ人は多くはなく、そのためアルコール消費量が少なく、飲酒で寿命を縮めたりすることもあまりありません（吉原達也、笹栗俊之「ＡＬＤＨ２遺伝子多型と臨床医学」福岡医学雑誌一〇三、二〇一二）。

❋鍛えればお酒は飲めるようになるのか

われわれが飲んだアルコールは肝臓で約九〇％が代謝され、残りの約一〇％は呼気、汗、尿として排出されます。肝臓でアルコールはＡＤＨによってアセトアルデヒドに代謝され、さらにＡＬＤＨによって分解され、最終的には炭酸ガスと水になり、主に尿中に排《はい》泄《せつ》されます。

しかし、アルコールからアセトアルデヒドへの代謝には、もう一つの経路があります。アルコールは肝細胞中のミクロソームにある「ミクロソーム—エタノール酸化系（ＭＥＯＳ）」によっても代謝され、アセトアルデヒドになります。

ＡＤＨによるアルコールの分解能力は、鍛えても強くなりません。一方、ＭＥＯＳによる代謝は、アルコールを飲み続けると、強くなっていくのです。

ＡＤＨは血中のアルコール濃度が低くても働きますが、ＭＥＯＳは血中濃度が〇・〇五

％のほろ酔い程度になると働き始めます。ビール中瓶一本または日本酒一合を飲んだときのアルコール血中濃度は〇・〇二～〇・〇四％、またビール中瓶二本または日本酒二合を飲んだときのアルコールの血中濃度は〇・〇五％となり、ＭＥＯＳが働き始めます。

飲み始めの頃は、ＡＤＨによってほとんどのアルコールがアセトアルデヒドへと分解されるのですが、飲み続けて酔いが進んでくると、ＭＥＯＳによる分解が五〇％くらいになります。ＡＤＨによるアルコール代謝とは異なり、ＭＥＯＳによる代謝では、体にとって有害なフリーラジカルが産生されます。このため大量にお酒を飲み続けると、肝臓を傷つけてしまいます。

アセトアルデヒドの分解はＡＬＤＨのみで行われます。このため日本人に多いＡＬＤＨの変異がある場合には、アセトアルデヒドが蓄積して悪酔いを起こします。お酒を飲み続けても、アセトアルデヒドを分解する力を強化することはできません。

✳休肝日は週に六日

日本人には遺伝的に飲酒できない人が多く、また逆に、飲んでも酔わないために飲酒しない人も多いのです。このような日本人の遺伝的な素因も、長寿の要因となっている可能性があります。

お酒を飲める人でも、健康のことを考えれば、飲まないほうがいいでしょう。ただ少量のアルコールなら、健康を害することはほとんどないと考えられます。

たとえば一週間に一度くらい、お付き合いで飲む、あるいは宴会で乾杯するくらいなら大丈夫です。また、少し高価な外食の席なら、和食には日本酒、フレンチにはワインを合わせることは、食事をより一層美味《おい》しく、豊かにします。

ただし、週に一回の休肝日では足りません。休肝日は週に六日です。

毎日の晩酌《ばんしゃく》、特に自分一人で飲むお酒は勧められません。眠れないときの寝酒も良くありません。酔えば寝付きは良くなりますが、眠りが浅くなり、すぐに目覚めてしまうからです。

食生活を豊かにするような、節度ある飲酒を心がけましょう。

第四章　日本人を健康長寿にした和食の秘密

＊日本の食文化の特長は豊富な食材

日本の食文化の特長の一つに、食材の豊かさが挙げられます。

四季のある豊かな自然が、多くの食材を育ててきました。宗教的な禁忌《きんき》がないため、他国の食文化を柔軟に取り入れてもいます。

そして日本では、和食だけでなく、中華料理、イタリア料理、フランス料理など世界各地の食事が、レストランなどの専門店ばかりでなく、一般の家庭料理として毎日の食卓に提供されています。

和食の食材の多さは、和食器の種類の多さにも反映されているのです。たとえばフランス料理などの洋食に使われる食器を考えてみてください。大きめの皿と小さめの皿、それにスープ皿やカップ類があれば十分です。一方、和食器には様々な皿だけでなく、お椀や茶碗、あるいは取り皿や湯飲みなど、数え切れないくらいの食器が使われています。

世界の約三割の人が箸《はし》で、四割が手で、残り三割がナイフとフォークとスプーンで食事をしているといわれています。フランス料理のコースでは、ナイフ、フォーク、スプーンなどが、どのような順で使うのか迷うくらいに数多く用意されています。一方、和食は原則、箸一膳ですべての料理を食べることができます。中華料理でよく使われるレンゲですら、基本的に和食では使いません。

箸をうまく使うにはある程度の訓練が必要ですが、慣れればほとんどの食材に対して使えます。イタリア料理もフランス料理も、箸で食べることができます。

こうした食器や食具は、食の多様性に対応した和食の特長を表していると思います。

しかもシンガポールでの研究では、箸で食べると、スプーンなどで食べた場合に比べて一回に口に入る量が少なくなり、血糖値の上昇が抑えられ、かつ食事摂取量が減り、ダイエットにつながるという結果が報告されています。

✳和定食は栄養バランスが最高

和食は栄養のバランスにも優れています。

和食の典型は、主食、主菜、副菜、汁物の和定食でしょう。街の定食屋さんや学食で安価に食べられます。和定食では、主食は米や穀物《こくもつ》、主菜は肉や魚、副菜は野菜類、そして味噌汁などの汁物という組み合わせです。

エネルギーは主食の穀物から、タンパク質は主菜から、ビタミン、ミネラル、食物繊維は副菜から、そして汁物の海藻や味噌からは抗酸化物質やミネラル類を摂ることができます。主食、主菜、副菜のそれぞれの量を増やしたり減らしたりして調整し、個人個人に必要な栄養素やエネルギーをうまく摂取することもできます。

ワンプレートの料理や大皿から取り分けて食べるような料理では、和定食のような栄養バランスを得ることは難しいでしょう。過食や偏食を助長し、肥満や栄養不足を招く可能性さえあります。

エネルギーは、甘い菓子類や飲料からではなく、穀類などの炭水化物から摂取すべきです。糖類は急激に血糖値を上げ、血管や組織にダメージを与えるからです。

この炭水化物は、多過ぎても少な過ぎても健康には良くないとされています。炭水化物からのエネルギー摂取量は、総エネルギー摂取量の五〇~六〇%が理想的です（厚生労働省「日本人の食事摂取基準二〇二〇年版」）。日本人の食事はこの基準に当てはまっています。発展途上国では炭水化物の摂取量がこれよりも多くなっており、一方、欧米を中心とする先進国では炭水化物摂取量は少なくなっています。

以上のように栄養バランスに優れた和食ですが、和食の欠点の一つは塩分過剰になりやすいこと、もう一つはカルシウムが不足しやすいことです。

＊納豆には骨折を防ぐ役割も

カルシウムの摂取量が足りない場合には、カルシウムサプリメントやカルシウム薬が使用されることが多々あります。すると、食事からのカルシウムとは異なり、高濃度のカルシウムが体内に入るため、副作用を起こす場合があります。最も多い副作用は胃腸障がいであり、便秘も多く見られます。

カルシウム薬の使用によって、心筋梗塞《しんきんこうそく》などの心血管疾患のリスクが高まるとの報告もあります。さらに、脳血管障がいを有する女性がカルシウムを含むサプリメントやカルシウム薬を使用すると認知症のリスクを上げることも報告されており、注意が必要です。

ところで、脚の付け根の部分の骨が折れてしまう大腿骨頸部《だいたいこっけいぶ》骨折は、高齢者、特に高齢女性に多く、手術をしなければ歩行困難となり、車椅子の生活になってしまいます。

西日本では、東日本に比べて大腿骨頸部骨折が多いといわれています。厚生労働省のデータベースを利用した解析では、大腿骨骨折をした四〇歳以上の割合は、女性では兵庫、和歌山、沖縄など西日本で高く、秋田や青森など東北以北で低くなっていました。男性も同じ傾向で、最も高い沖縄と低い秋田では、二倍を超える差がありました。

この「西高東低」の傾向の背景にあるものは何か？　西日本の人々は、あまり納豆を食べないことが知られています。実は、納豆に含まれるビタミンKが骨を丈夫にして、骨折を防いでくれるのです。

和食にはカルシウムが不足しがちですが、和食の代表的な食材たる納豆には、このように骨折を防ぐ作用があるのです。

『骨粗鬆症《こつそしょうしょう》の予防と治療ガイドライン二〇一五年版』（骨粗鬆症の予防と治療ガイドライン作成委員会・編、ライフサイエンス出版、二〇一五年）では、骨粗鬆症治療のための食事療法としてカルシウムを単独で投与することの有効性は低く、勧めるだけの根拠が明確でないとしています。骨粗鬆症の予防や治療のためには、カルシウムだけでなく他の栄養素も摂取し、バランスの良い食事を守っていくことを心がけるべきでしょう。

骨を作るにはビタミンDも必要です。ビタミンDは鮭《さけ》やシイタケなどから摂れますが、紫外線によって皮膚でも合成されます。日光に当たって血中のビタミンDを増やすには、散歩などの軽い運動を習慣づけることが大切でしょう。

✳過剰な牛乳摂取は心臓病や前立腺ガンに

牛乳中の糖分である乳糖はラクターゼという消化酵素で分解され、吸収されます。乳児期にはラクターゼの分泌《ぶんぴつ》が多く、母乳や牛乳の消化吸収を効率よく行えます。

しかし成体になったあともミルクを飲む哺乳類は、人間だけです。ほとんどの哺乳類では、離乳後にラクターゼの分泌量は減少していきます。

ただ、放牧を行い、牛や山羊などのミルクを飲んでいたヨーロッパの民族では、成人後もラクターゼの活性が保たれています。生存のため、ミルクの栄養を十分に吸収・利用できる遺伝子を持つ人たちが選択されてきたのでしょう。

現在でも、ケニアに住むマサイ人の一部の人たちは遊牧のみで生活しており、農業を行わないため、農作物をほとんど食べない生活を送っています。主食はミルクであり、エネルギーの三分の二をミルクから摂っているといわれています。

一方、日本人のようにミルクを飲む習慣のなかった民族では、ほとんどの人が成人後、乳糖が分解できない乳糖不耐症となります。

ラクターゼの成人後の分泌量は遺伝子で決まっており、日本人を含むアジア人では、九〇%以上が乳糖不耐症です。一方、北欧の白人では一〇%以下です。

牛乳は成長期の子どもにはカルシウム源として重要で、また良質のタンパク質を摂取できるため、きわめて有用な食材です。小学校の給食には欠かせません。しかし、成人以降に大量に摂取することは勧められません。乳糖不耐症のため、消化不良を起こすだけでなく、過剰な牛乳摂取は心臓病や前立腺ガンなどの要因になるともいわれています。

そこで乳製品なら、乳糖を含まないチーズやヨーグルトを摂るようにしましょう。牛乳は、ほとんどの日本の成人の体質に合わないのです。

＊食塩と高血圧の関係は

厚生労働省が二〇一九年一二月に発表した「日本人の食事摂取基準」（二〇二〇年版）策定検討会の報告書によれば、一八歳以上の男性は一日当たり七・五グラム未満、一八歳以上の女性は一日当たり六・五グラム未満という食塩摂取の目標量が定められています。一食当たり約二・〇〜二・五グラムです。ＷＨＯ（世界保健機関）は、世界中の人々の食塩摂取目標を一日五グラム未満としていますが、アメリカの心血管疾患予防ガイドラインでは、塩分の最大摂取量が一日三・八〜六・〇グラムとなっています。

食塩の摂取量を正確に測定するのは極めて困難です。通常の栄養調査では、食品の重さを秤《はかり》で測って、その種類とともに記録します。測れないときには目安量で記入する、あるいは写真に撮影するなどします。

そうして栄養士は、この記録を見て、食品名を日本食品標準成分表から探します。食品成分表には代表的な食品名と一〇〇グラム当たりの栄養素量が掲載されていますから、摂取量と一〇〇グラム当たりの栄養素量から、各栄養素の摂取量を求めます。

このようにして各食材からの食塩摂取量は求められますが、食塩は調味料としても使われています。ゆえに加工食品や外食での食塩含有量は、ほとんどの場合、分かりません。このため食塩摂取量は、尿中に排泄されるナトリウム量から推定する方法が最も正確です。しかし丸二四時間の尿を溜めておいて、一日のナトリウム排泄量を測定するのは、なかなか大変です。

インターソルト研究（ＩＮＴＥＲＳＡＬＴ）は、一九八八年に発表された食塩と高血圧に関する国際研究です。全世界での五二のセンターで、二〇歳から五九歳までの男女一万七九人の尿中ナトリウム排泄量を測定したデータに基づき、食事調査ではない客観的なデータを使って解析を行っています。センターごとに結果は異なっていましたが、全体として、尿中ナトリウムの排泄量が増えるほど血圧が高くなっていました。

そして一日の食塩摂取量が六グラム未満であれば高血圧症にはならないことが示されて

図表30　インターソルト研究における
尿中ナトリウム排泄量と収縮期血圧との関係

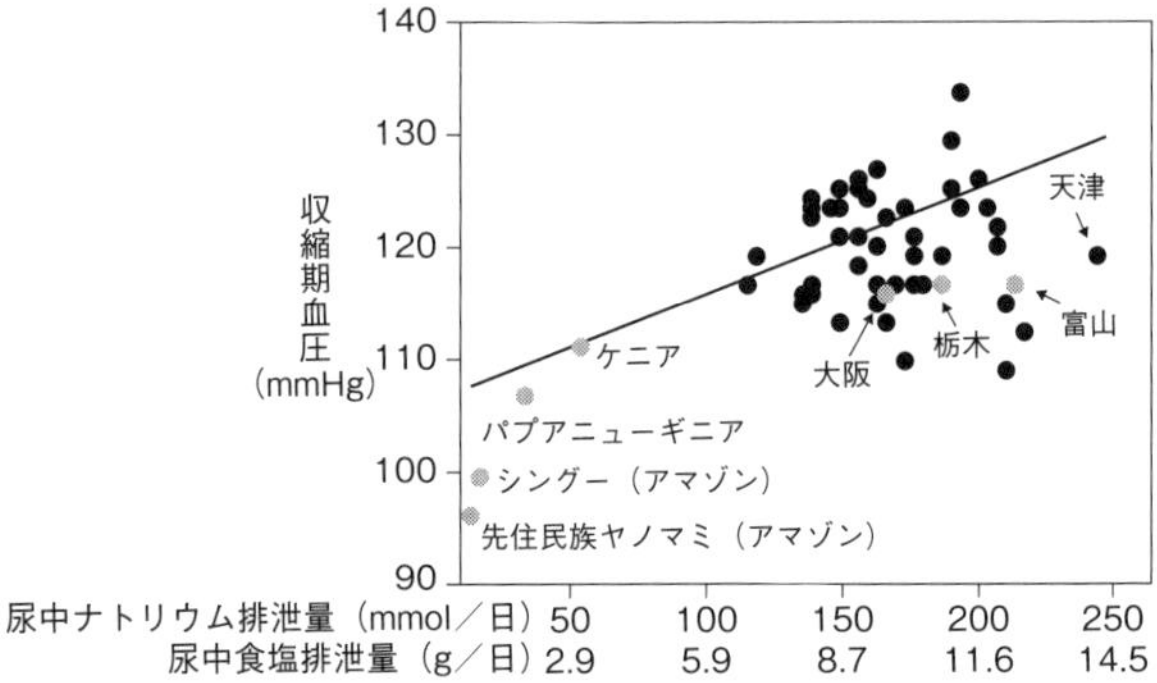

（Intersalt Cooperative Research Group「Intersalt: An international study of electrolyte excretion and blood pressure. Results for 24 hour urinary sodium and potassium excretion」BMJ 297（6644）: 319-328, 1988より一部改編）

おり、この結果がもとになってＷＨＯの食塩摂取量一日五グラム未満の目標になりました。

日本高血圧学会の高血圧治療ガイドラインでも、この文献を、食塩と血圧の関係を示すエビデンスとして取り上げています。

アマゾン地方の熱帯雨林からオリノコ川にかけて居住している南米の先住民族ヤノマミなど、ナトリウムの排泄量が極めて少なくて血圧も低く、また肥満が少なくて身体活動量が多いと思われる四地域を除く四八のセンターのデータ解析では、ナトリウムの尿中排泄量と血圧とのあいだには有意な関連はなくなります（図表30）。また、尿中ナトリウム排泄量と高血圧の有病率との関連もありませんでした。

それに対し、肥満や大量飲酒が血圧に与える影響は大きいと結論づけています。また研究の対象者が五九歳までであり、減塩による降圧効果が高齢者にも認められるかどうかは、この研究でははっきりしていません。

＊長寿のために減塩は不要

ところで日本人は、食塩をどのくらい摂取しているのでしょうか。二〇一八年の「国民健康・栄養調査」では、食事記録法によって栄養調査を行っています。食塩摂取量は男女全体で一〇・一グラム、男性一一・〇グラム、女性九・三グラムでした。年々減少してきましたが、最近では頭打ちで、男女とも二〇一七年度からは増加していました。

一般的に、食事記録による栄養調査では、摂取量は低く評価されます。尿中ナトリウム測定による全国調査はほとんどありませんが、実際の食塩摂取量はもっと多い可能性があります。

二〇一六年にイギリスの権威ある医学雑誌「ランセット」に掲載された論文では、尿中

図表31　尿中のナトリウム排泄量と死亡もしくは心血管疾患発症リスク

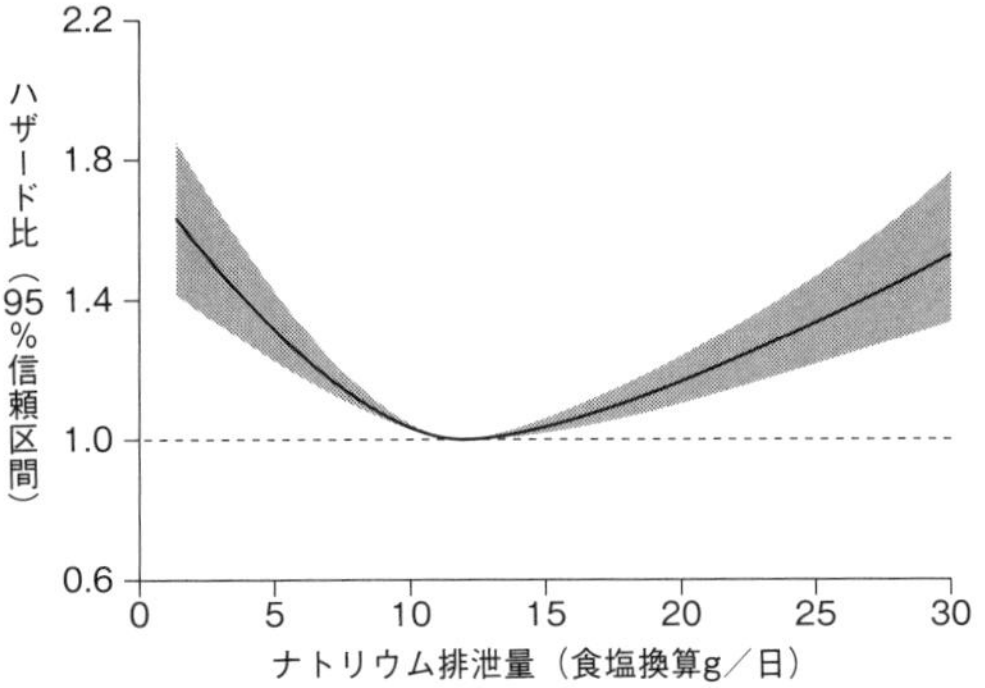

（全対象者13万3118人）

（Mente A, O'Donnell M, Rangarajan Sほか「Associations of urinary sodium excretion with cardiovascular events in individuals with and without hypertension: a pooled analysis of data from four studies」Lancet 388; 465-475, 2016より一部改編）

のナトリウム排泄量と死亡もしくは心血管疾患発症リスクについて、一三万三一一八人を対象に調査しました。その結果、リスクが最も低くなるのは食塩摂取量が一日一二グラム程度を摂取する人でした（図表31）。

　この結果は、高血圧の六万三五五九人だけを対象にした解析でも同じでした（図表32）。血圧が高くない六万九五五九人の解析では、食塩摂取量が一二グラム未満ではリスクは高くなっていましたが、食塩の摂取量が一二グラム以上に増えても、それ以上、リスクは上がりませんでした（図表33）。

図表32　高血圧者の尿中のナトリウム排泄量と死亡もしくは心血管疾患発症リスク

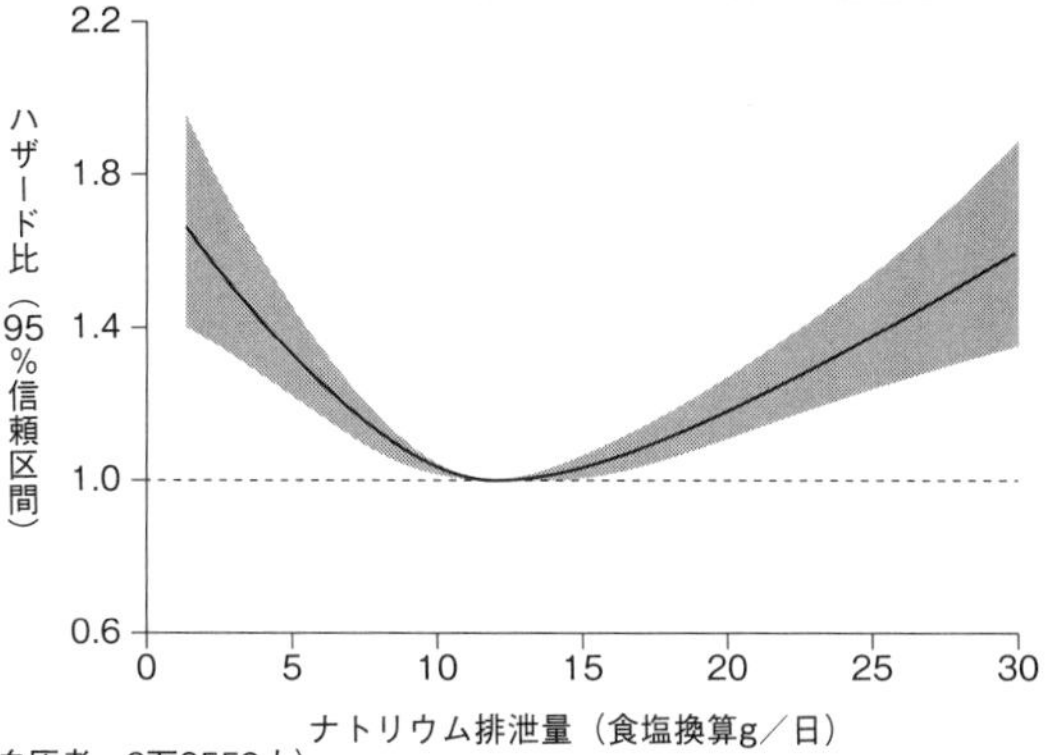

（高血圧者　6万3559人）

図表33　非高血圧者の尿中のナトリウム排泄量と死亡もしくは心血管疾患発症リスク

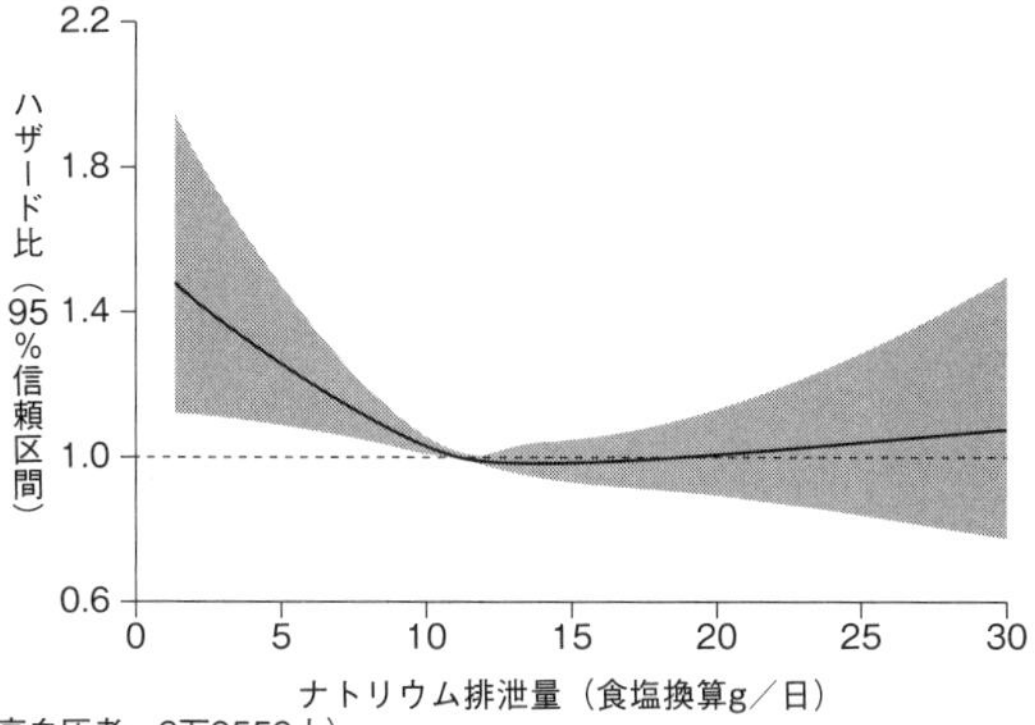

（非高血圧者　6万9559人）

（Mente A, O'Donnell M, Rangarajan Sほか「Associations of urinary sodium excretion with cardiovascular events in individuals with and without hypertension: a pooled analysis of data from four studies」Lancet 388; 465-475, 2016より一部改編）

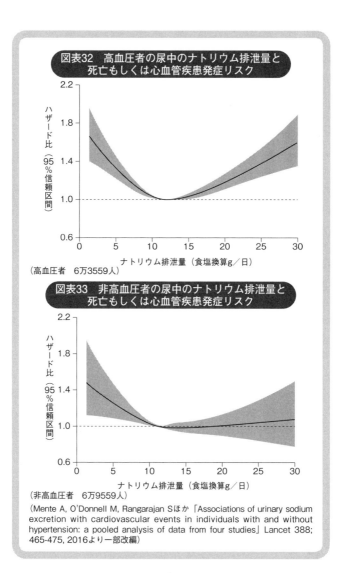

図表34　国別に見た推定食塩摂取量と健康寿命

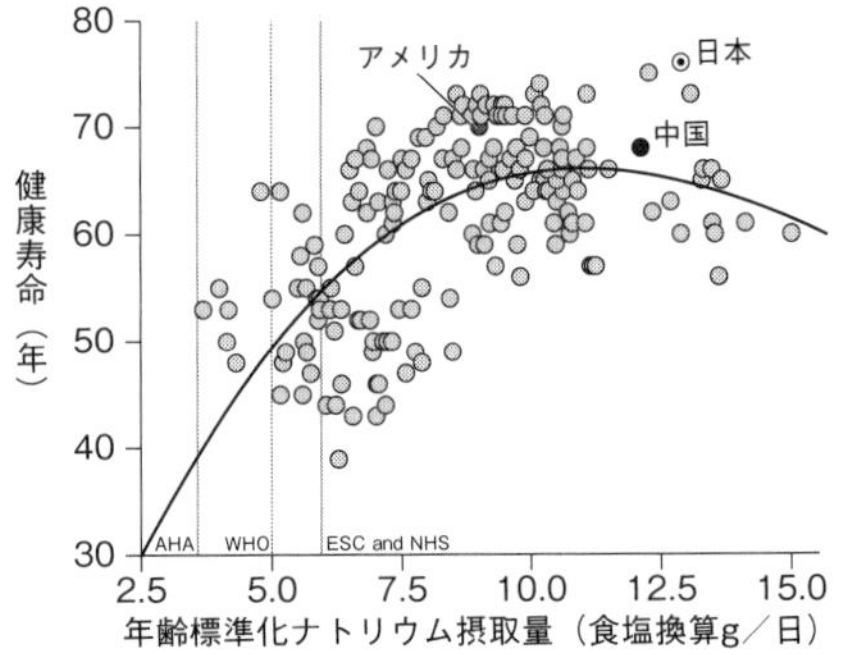

（AHA: アメリカ心臓協会、ESC: 欧州心臓病学会、WHO:世界保健機関、NHS: イギリス国民保健サービスの基準値）

（Messerli FH, Hofstetter L, Bangalore Sほか「Salt and heart disease: a second round of "bad science"?」Lancet 392; 456-458, 2018より一部改編）

二〇一八年に「ランセット」に掲載された論文では、国別の食塩摂取量と健康寿命について検討していますが、やはり日本のように食塩を一日一二グラム程度摂っている国で、最も健康寿命が長くなっていました（図表34）。

高血圧症の最大の原因は肥満です。

人間の血液量は体重の約一三分の一といわれています。肥満になると体内を循環する血液量は増えますが、血管の容積はそれほど増えません。そのため、少ない容積の血管に多くの血液が流れるので血管壁に圧がかかり、血圧が上がります。

血中のナトリウム濃度は、高くなり過

ぎたり低くなり過ぎたりしないように、厳重に管理されています。ナトリウム（食塩）を大量に摂取すると、血液のナトリウム濃度を一定に保つために血液中の水分が増える。その結果、血液量が増えるため、血管壁にかかる圧力が高くなります。血管には弾力があるので、通常、血圧はすぐには上がりませんが、肥満者の場合、すでに血管壁に圧がかかっている状態なので、血圧が上がってしまいます。そこで血圧を下げるためには、まず肥満を解消する必要があるのです。

＊塩分節約遺伝子とは何か

アメリカに奴隷として渡った黒人と、その故郷のアフリカに住んでいる黒人とを比べてみると、アメリカの黒人のほうが血圧が高いことが知られています。食習慣、運動習慣、環境の違いなどがその要因と考えられていますが、遺伝子の違いも要因の一つといわれています。

奴隷として売られた人たちをアフリカからアメリカへ運ぶ奴隷船は、劣悪な環境にありました。赤道付近でも、狭い船室にぎゅうぎゅう詰めにされ、奴隷たちは運ばれたのです。脱水で亡くなる人たちも多数いました。そのなかで、塩分を体に溜め込む遺伝子、塩分節約遺伝子を持つ人たちは脱水に対して抵抗力があり、生き残ることができたと考えられます。

この塩分節約遺伝子を持つ人が日本にも多いといわれています。日本では岩塩があまり採れません。内陸部では、海水から食塩を採ることも困難でした。このため、少量の塩分でも生命を維持できる塩分節約遺伝子を有する人たちが生き残ったのです。

特に農耕が始まった弥生時代以降は、食物は動物性から植物性のものに移行し、玄米などの穀物や野菜類が中心になっていきました。玄米や野菜類にはカリウムが含まれています。このカリウムの血中濃度が高くなると、不整脈や心停止を起こして死に至ります。カリウムは、ナトリウムといっしょに腎臓から排泄されますが、カリウムを排泄するためにはナトリウム、すなわち塩分を摂る必要があるのです。

つまり、農耕とともに人類には食塩が必要となり、塩分節約遺伝子を持つ人が生き延びてきたのです。

ただし、塩分節約遺伝子を持つ人が必ずしも高血圧になるわけではありません。

ＷＨＯの資料では、日本人の年齢を標準化した高血圧症の割合は、二〇一五年度では、一九一の世界の国と地域の少ないほうから数えて、男性が三二位、女性が九位で、高血圧の割合は高くはありません。これは、日本人に肥満が少ないからだと思われます（WHO「Global Health Observatory data」）。

✳食塩摂取量と健康寿命に相関関係はなし

長野県は平均寿命と健康寿命が日本トップクラスの県です。しかし食塩摂取量も多く、二〇一六年の「国民健康・栄養調査」では、長野県は男性が全国三位、女性は全国一位でした（厚生労働省「国民健康・栄養調査報告　都道府県別の結果」二〇一六年）。

二〇一六年の「国民健康・栄養調査」による都道府県別の食塩摂取量と「GBD二〇一七データベース」から、都道府県別の健康寿命のデータを男女別に日本地図上で図示してみました（一〇〇ページ図表35・36）。男女ともに食塩摂取量は東北地方と長野県で多いのですが、健康寿命は東北地方で短く、長野県で長いことが分かります。

また、都道府県別の食塩摂取量と健康寿命をグラフにプロットしてみました（一〇一ページ図表37・38）。その結果、両者間に相関関係がまったくないのが分かります。データからも、食塩の摂取が直《ただ》ちに健康に悪影響を与えるわけではなさそうです。

ちなみに長野県は、二〇一六年度の野菜摂取量が男女とも日本一です。食塩すなわちナ

図表35　男性の都道府県別健康寿命と食塩摂取量

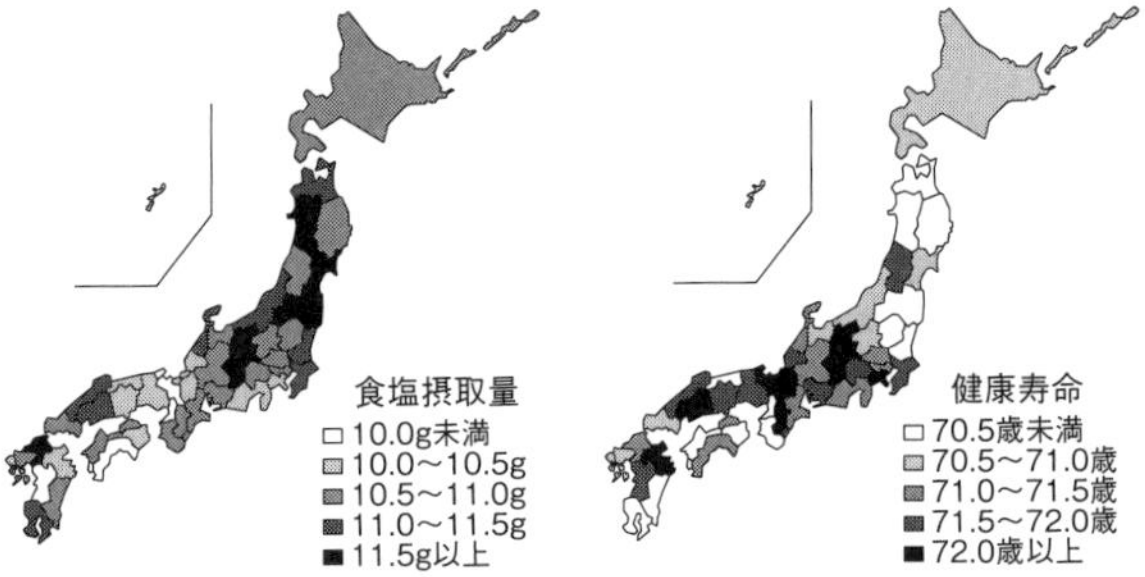

(食塩摂取量は厚生労働省「国民健康・栄養調査報告　2016年」より、健康寿命は「GBD2017データベース」より作成、食塩摂取量の熊本県は熊本地震のためデータ欠損)

図表36　女性の都道府県別健康寿命と食塩摂取量

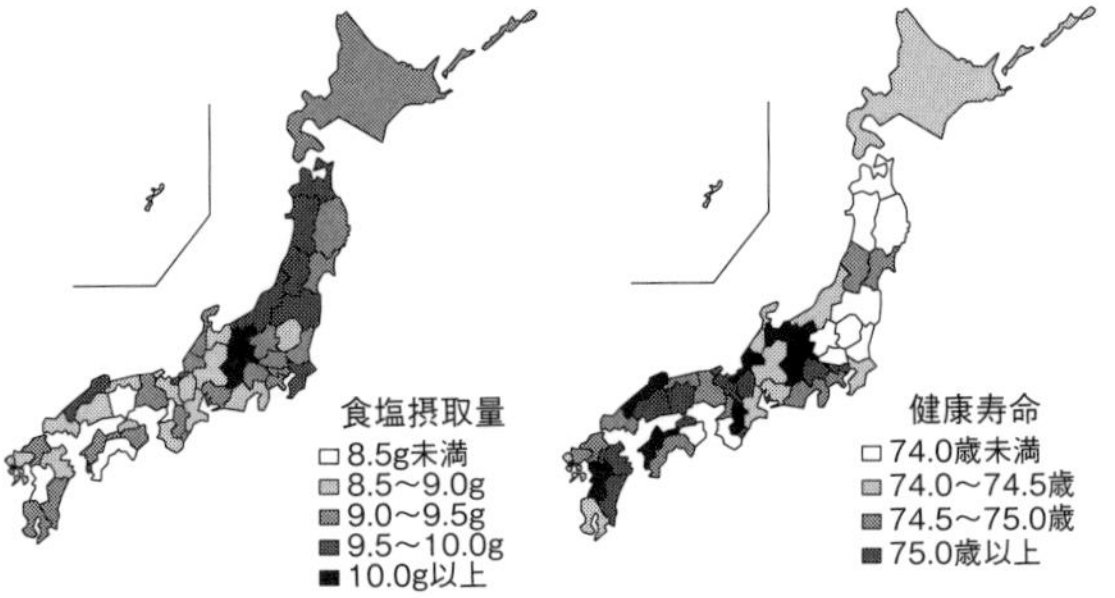

(食塩摂取量は厚生労働省「国民健康・栄養調査報告　2016年」より、健康寿命は「GBD2017データベース」より作成、食塩摂取量の熊本県は熊本地震のためデータ欠損)

図表37　男性の都道府県別健康寿命と食塩摂取量

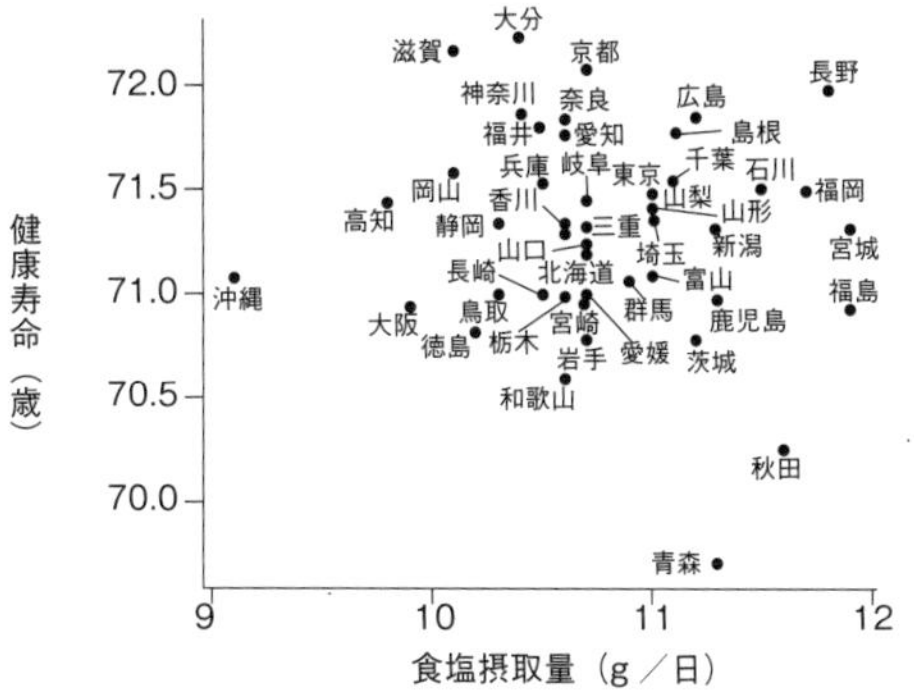

（食塩摂取量は厚生労働省「国民健康・栄養調査報告　2016年」より、健康寿命は「GBD2017データベース」より作成、熊本県は熊本地震のためデータ欠損）

図表38　女性の都道府県別健康寿命と食塩摂取量

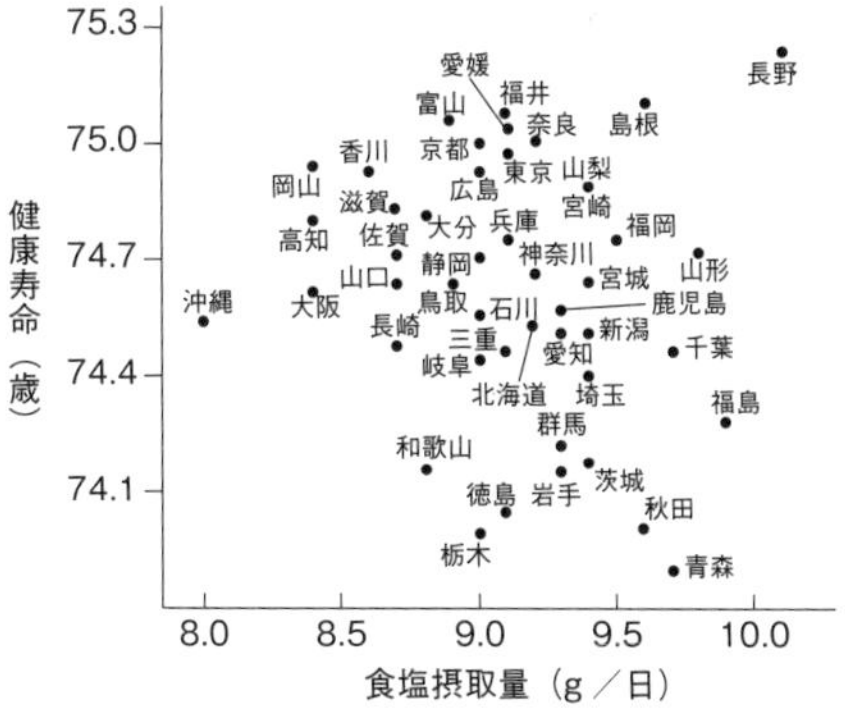

（食塩摂取量は厚生労働省「国民健康・栄養調査報告　2016年」より、健康寿命は「GBD2017データベース」より作成、熊本県は熊本地震のためデータ欠損）

トリウムは、カリウムと一緒に排泄されます。野菜や果物のようなカリウムを多く含む食品を摂れば、ナトリウムが腎臓から尿へと排泄されるということです。

また、野菜には食物繊維が多く含まれており、食塩の吸収を抑えます。こうしたことが、長野県人が塩分をたくさん摂るにもかかわらず平均寿命や健康寿命が長い理由なのかもしれません。

食塩は一日一二グラムくらいなら問題ないと、私は思っています。野菜や果物などのカリウムの多い食材を食べましょう。

血圧が高い人や、塩分節約遺伝子のような高血圧になりやすい遺伝子を持っている可能性が高い人は、まず痩せることです。すでに痩せている人は、運動をしたり、適度な睡眠や休養を取ったり、ストレスを抑えたりしましょう。

❋冷や飯が肥満を減らす理由

肥満は世界の国々で最大の健康問題の一つになっていますが、肥満となる最も重要な要因は食事です。和食は、こうした肥満を減らしますが、それはなぜでしょうか？　実は、和食の特徴である米と魚を食べることが、肥満を減らす要因だという証拠があるのです。

米の炭水化物の主成分であるデンプンは、アミロースという硬い成分とアミロペクチンという粘りがあって柔らかい成分が固く結合したβ《ベータ》-デンプンです。白くて硬く、消化が悪く、そのままでは食べられません。熱と水を加えると、デンプンはα《アルファ》-デンプンに変化します。α-デンプンは私たちが食べるご飯のように透明感があり、柔らかく、もっちりして美味しいのです。消化も良く、栄養素として吸収されます。

このα-デンプンは、放置して冷たくなると、白色のぼそぼそしたβ-デンプンに変わります。おにぎりや冷や飯には、このような難消化性のβ-デンプンが含まれています。

α-デンプンの熱量は一グラム当たり四キロカロリー、β-デンプンはその半分の二キロカロリーですが、冷や飯のなかのβ-デンプンの割合は、通常それほどは高くありません。しかし硬くなって、消化に時間がかかり、腹持ちが良くなり、空腹感は抑えられます。

また、β-デンプンは消化酵素の影響を受けずに腸のなかを進んで、腸内細菌の餌《えさ》になるのです。最近、ダイエットで注目されているレジスタントスターチ（難消化性デンプン）にはいくつもの種類があるのですが、米のβ-デンプンも、このレジスタントスターチの一種です。

ご飯は昔、お櫃《ひつ》に移して食べていました。この過程で、ご飯が冷やされ、水分が抜けて、表面のデンプンがベータ化します。この結果、米がべたつかず、粒が立った状態が長続きするため、ご飯を美味しく保つことができます。災害時用の保存食などとして用いられるアルファ米は、α-デンプンをそのまま急速乾燥させたもの。煮炊《にた》きしなくても、お湯や水を加えるだけで軟らかく美味しいご飯ができます。

小麦はうまく脱穀することができないため、粒のままでは食べられず、古代から粉として使われてきました。しかし、米は通常、粒のまま食べられます。粒状であるため、粉から作った食品よりも多くの咀嚼《そしゃく》が必要になります。また消化が遅く、食後の血糖値の上昇も少なく、インスリンの分泌が抑えられます。

特に玄米は硬いため、しっかり噛まないと食べられません。消化にも時間がかかるので、血糖値の上昇を抑え、肥満を防ぐと思われます。また、しっかり噛むことで満腹感が得られ、腹持ちがいいのです。

❋アミノ酸バランスが良いのが米

アミノ酸はタンパク質の構成成分ですが、人体のタンパク質は二〇種類のアミノ酸から構成されています。そのうち人体では合成できず、食事から摂らねばならないアミノ酸を必須アミノ酸といいます。

この必須アミノ酸には、バリン、ロイシン、イソロイシン、ヒスチジン、リジン、トリプトファン、メチオニン、フェニルアラニン、スレオニンの九種類があります。そして必須アミノ酸には必要な量が決められているのですが、食物によっては必須アミノ酸のバランスが悪く、特定のアミノ酸の必要量を満たさない場合があります。

ここで、最も少ないアミノ酸が必要量の基準をどのくらい満たしているかの割合を〇から一〇〇までの数値で示したものが、アミノ酸スコアです。タンパク質の栄養価の指標として使われています。

ほとんどの動物性食品ではアミノ酸スコアは一〇〇となりますが、植物性食品では、大豆などタンパク質を多く含む食材を除き、一〇〇より小さな値になります。特に小麦は必須アミノ酸のリジン含有量が少ないため、アミノ酸スコアは五〇と低い。一方、精白米のアミノ酸スコアは八二と、植物性食品のなかでは高い値となっており、栄養バランスに優れています。リジンは成長や体組織の修復に必要なアミノ酸で、脂肪をエネルギーに変える際にも関わっています。

＊魚や米は食欲を抑え肥満を予防

ヒスチジンという物質は脳内でヒスタミンに代謝され、脳内ホルモンとして満腹中枢を刺激し、食欲を抑える作用があることが知られています。このヒスチジンは、ブリ、マグロ、カツオ、サバなどの魚類に多く含まれています。

食物からのヒスチジン摂取量が多くなると、血中のヒスチジン濃度が上昇し、脳に運ばれるヒスチジンの量も増加します。脳内に入ったヒスチジンは視床下部でヒスチジン脱炭酸酵素によってヒスタミンに変換され、ヒスタミンニューロンを活性化することによって、摂食抑制作用や脂肪分解促進作用が生じると考えられています（図表39）（中島滋「和食と未病　和食の肥満防止作用および解消作用」日本未病システム学会雑誌20、二〇一四年）。

アミノ酸のプロリンはヒスチジンと分子構造がよく似ており、ヒスチジン脱炭酸酵素の作用に競合し、ヒスチジンがヒスタミンに変換されるのを抑えてしまいます。ヒスチジンをたくさん摂っても、プロリンも一緒に摂取してしまうと、脳内のヒスタミンは増えず、満腹中枢への刺激は弱くなってしまいます。

図表39　脳におけるヒスタミン代謝と作用機序

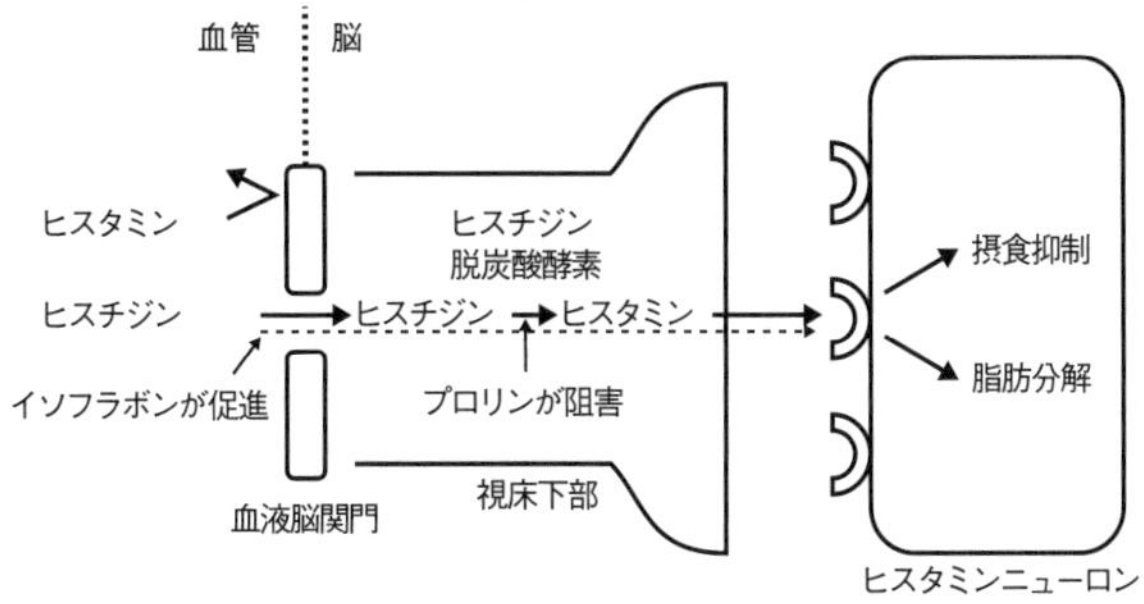

（中島滋「和食と未病 和食の肥満防止作用および解消作用」日本未病システム学会雑誌20より一部改編）

ここで、いろいろな食品のヒスチジンとプロリンの比を見てみましょう。一〇八ページの図表40は、「日本食品標準成分表」から作成した主な食品のヒスチジンとプロリンの比率です。まず分かるのは、魚類ではヒスチジンがプロリンに比べて圧倒的に多く、特にカツオでは三倍以上となっています。

それに比べると、肉類や乳製品ではヒスチジンの比率が低くなっています。植物性食品ではプロリンのほうがヒスチジンよりも多く、比率は一よりも小さな値になっています。ただ、小麦製品に比べて、玄米や精白米のヒスチジン比率が高くなっているのが分かります。つまり、米と魚が中心の和食は、小麦製品と肉・乳製品が中心の食事よりも、少

図表40　主な食品のヒスチジン/プロリン比

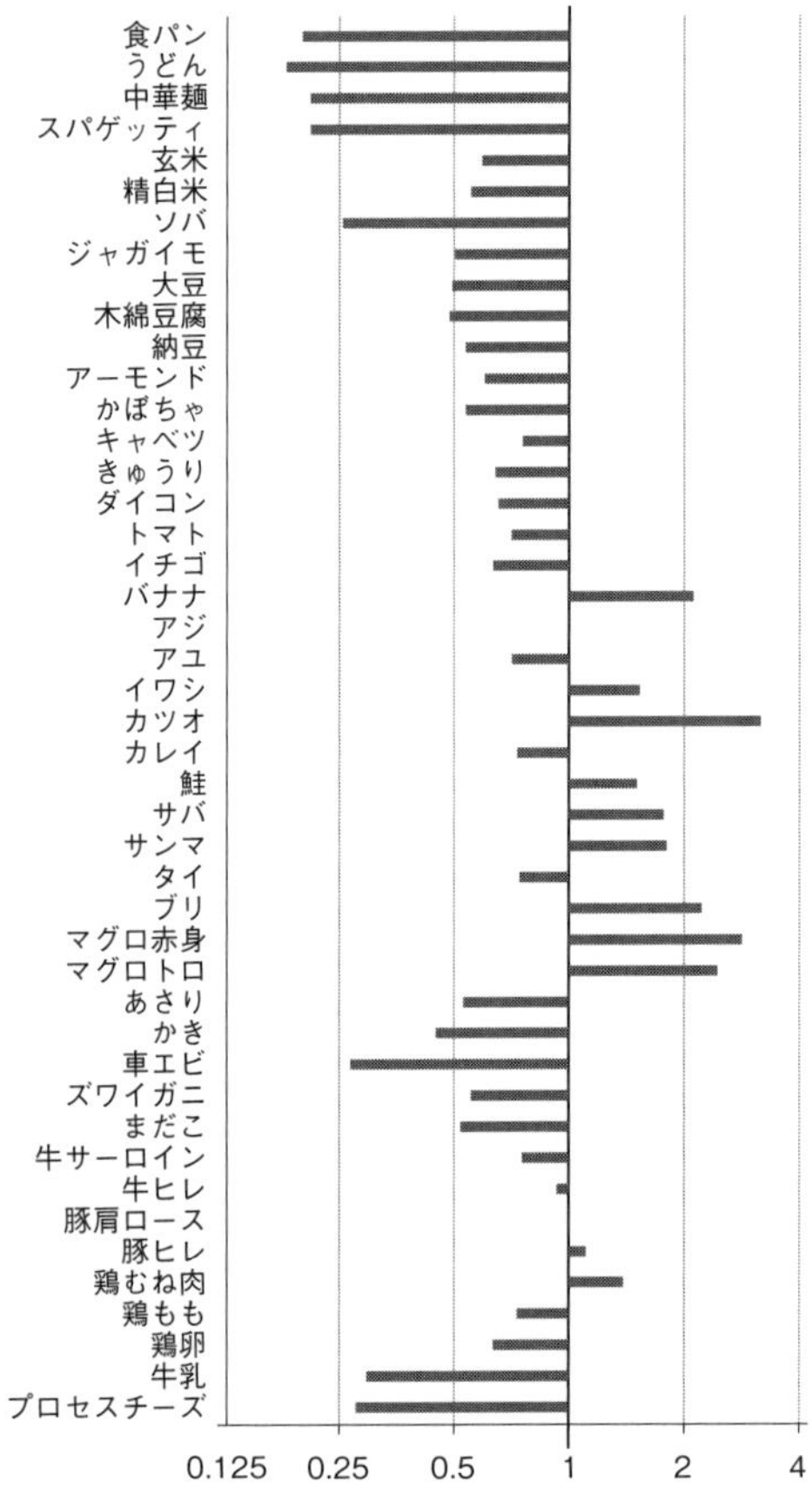

（文部科学省「日本食品標準成分表2015年版（7訂）」をもとに作成）

量で満腹感が得られやすく、肥満になりにくいのです。

ヒスチジンによる摂食抑制作用と抗肥満作用は、ラットの実験では、メスのほうがオスよりも効果が大きいと報告されています。またメスのラットの卵巣を摘出すると、ヒスチジンの抗肥満効果は減弱してしまいます。このため、ヒスチジンが脳内に取り込まれ、ヒスタミンに変換され、ヒスタミンニューロンに働いて生じる抗肥満作用には、女性ホルモンが促進的に働くと考えられます。

加えて、女性ホルモンと構造が似ており、女性ホルモン様の作用を呈する、大豆イソフラボンを摂取させることにより、ヒスチジンの抗肥満作用が促進されることが、ラットの実験で示されています。

食欲を抑制し、脂肪分解を促進するヒスチジンの抗肥満作用は、このようにプロリンで抑制され、大豆イソフラボンで促進されます。

ヒスチジンは赤身魚に多く含まれ、肉には比較的少ない。また穀物にはプロリンが多く含まれますが、米のプロリンは例外的に少なくなっています。そして、大豆製品には大豆イソフラボンが含まれています。このため、米、魚、大豆食品が多く、肉類が少ない和食には、抗肥満効果があると考えられるのです。

大豆はタンパク質が豊富で、アミノ酸スコアも満点の一〇〇。必須アミノ酸のうちリジンが多く含まれていますが、メチオニンの量が比較的少ない。一方、米には必須アミノ酸のリジンがやや不足していますが、メチオニンは多く含まれています。そこで米と大豆を組み合わせることにより、アミノ酸バランスが良くなります。納豆ご飯や湯豆腐などの和食メニューは、栄養学的に優れていると考えられます。

❋鰹節と昆布と干しシイタケの三つの旨味成分

和食に使われる食材は、古い歴史を持つものが多く、日本の伝統文化と密接に関係しています。その一方で、栄養にも富んでいます。ほとんどが日本独特の食材ですが、近年はヘルシーであるとして、海外の人たちにも利用されることが多くなっています。

以下、代表的な和食の食材について紹介していきます。

まずは鰹節《かつおぶし》。和食の基本である出汁《だし》を作るには昆布《こんぶ》とともに欠かせない鰹節は、世界で一番硬い食材としても有名です。

鰹節は冷凍技術のなかった時代に、保存食として考え出されました。長期の保存が可能で、荒っぽい運搬にも耐え、傷むことなく日本中に運べました。その豊かな香りは和食にはなくてはならないものです。

鰹節は乾燥を経て、生のカツオの六分の一の体積になっています。栄養分が凝縮しており、タンパク質に富み、低脂肪で、炭水化物もほとんど含まれていません。そして、カリウムやカルシウムのようなミネラル類やビタミンDが豊富で、栄養価が高い食材なのです。

加えて旨味《うまみ》成分であるイノシン酸が多く含まれており、出汁を取るにはピッタリの食材なのです。その他、昆布に含まれるグルタミン酸と、干しシイタケに含まれるグアニル酸を加えて、三大旨味成分といわれています。

これらはみな、乾燥することで旨味成分が増しています。この三つの旨味成分は掛け合わせると相乗効果が生じ、一層、旨味が増します。和食の神髄《しんずい》といえる食材でしょう。

❋縄文時代から食されていた昆布

先述の昆布も、和食が誇る独特な食材です。北海道を中心に日本で多く採れ、真昆布、羅臼《らうす》昆布、利尻《りしり》昆布、日高《ひだか》昆布などが有名です。

昆布はおそらく縄文時代から食べられており、江戸時代には中国（清）にも輸出されていたようです。昆布は北海道のアイヌの人たちが古来「コンプ」と呼んでいたのが語源といわれています。喜ぶ（よろこぶ）に通じて縁起が良く、婚礼の結納《ゆいのう》には欠かせない品です。

昆布は、鎌倉中期以降になると、北海道から本州へと船で運ばれるようになりました。さらに江戸時代になると北前船《きたまえぶね》で、北海道から大阪、そして江戸、九州、琉球《りゅうきゅう》へと昆布が運ばれ、その結果、日本各地で昆布の食文化が花開きました。大阪では佃煮《つくだに》や塩昆布、北陸では昆布を削っておぼろ昆布にします。沖縄では、豚肉や野菜と炒めたり、煮こんだりします。

こうした昆布は、中国内陸部で、ヨウ素欠乏による甲状腺機能低下症の治療薬として使われてきました。現在、中国では昆布が養殖されており、食用以外にも化学工業の原料として使われています。

また台湾でも、沖縄と同じように、昆布はいろいろな料理に使われています。韓国では切り昆布が有名です。

アメリカ西海岸にはジャイアントケルプといわれる巨大な昆布の群生があって、ラッコが体に巻いて流されないようにしたりしていますが、食用として使われているのは、日本、韓国、台湾以外にほとんど見当たりません。

✳海苔のおかげでヨウ素欠乏症の心配なし

海苔《のり》は、寿司やおにぎりには欠かせません。海苔も昆布と同様、日本では縄文時代から食べられていたようです。そして江戸時代になると海苔の養殖技術が確立し、広く食べられるようになりました。

江戸湾（現・東京湾）で養殖した海苔を四角い板状に乾燥させた浅草海苔は有名です。韓国や東南アジアでも海苔は食べられていましたが、板状ではなく海苔の佃煮のようにして食べていたようです。

海藻類にはヨウ素が多く含まれているので、日本人にヨウ素欠乏症患者は、ほぼ存在しません。また、カリウム、マグネシウム、カルシウムなどのミネラル、ビタミンB群、ビタミンC、そして何より食物繊維が豊富です。

このように日本では海藻類を食用としていますが、海外では海藻類はほとんど食べられず、家畜の餌などに使われていました。

というのも、海藻類の細胞壁は多糖類から成る食物繊維が豊富で硬く、通常、人の消化液で消化するのが困難なのです。しかし日本人の腸内には、この多糖類を分解する酵素と同じ遺伝子配列を持つ腸内細菌が棲んでいるのです。

この細菌のおかげで私たちは海藻を消化し、栄養を吸収することができるのですが、この細菌は日本人の体内でしか見つかっていません。海藻類を消化する酵素を持つ細菌の遺伝子を、日本人は、腸内細菌に取り込んでいたのです。

では、特別の腸内細菌を持っていないと海藻類を食べても栄養にならないのかというと、必ずしもそうではありません。海苔を焼くと、熱で細胞壁が崩壊し、消化されるようになります。そのため、よく焼いた海苔などなら、特別の腸内細菌がいなくても栄養になるのです。

✳九世紀から中国に輸出していた干しシイタケ

干しシイタケは長期の保存が可能なため、九世紀頃から、主に中国への輸出用に作られていました。

日本産の干しシイタケは、現在もそうですが、当時も品質が良く、美味しくて、姿形に優れ、香りも良いといわれていたようです。しかし高級品であり、一般庶民は食べることができませんでした。

時代が下って一六世紀頃になると、日本の書物にも、干しシイタケを使った料理について書かれるようになりました。そして江戸時代には、シイタケの人工栽培が行われるようになり、生産量が増加し、庶民の口にも入るようになりました。

干しシイタケは中華料理にも使われますが、煮物、すまし汁、ちらし寿司など、和食には欠かせない食材となっています。

きのこ類はカロリーが少なく、食物繊維に富んでいます。特に干しシイタケは、乾燥させることで旨味が増し、栄養が凝縮しています。

また干しシイタケには、日本人に不足しがちなビタミンDが多く含まれています。ビタミンDは紫外線に当たることによって皮膚で合成されますが、冬など紫外線量が少ない時期には、どうしても不足してしまいます。また高齢者では、皮膚でのビタミンD合成能力が低下しており、若い女性など美白を求めて日焼けを気にする人でも、ビタミンDの欠乏に陥りやすいといわれています。

加えて干しシイタケに多く含まれる多糖類のβ-グルカンには、抗アレルギー作用やコレステロール低下作用があるといわれ、腸内環境を改善し、健康維持に役立ちます。

✳動脈硬化や認知症も防ぐウナギ

ウナギの蒲焼《かばや》きは日本人の大好物です。ウナギについては、古くは『万葉集』に、大《おお》伴家持《とものやかもち》の和歌二首が収められています。その頃は夏痩せの対策として、栄養価が高くて精が付くウナギが食べられていたようです。

江戸時代になると、江戸湾でウナギがたくさん獲れるようになりました。串に刺して屋台で焼いて、貧しい町人たちも食べられるようになりました。やがて蒲焼きの調理法も確立されていきました。ウナギ、天ぷら、そば、寿司は、江戸時代に流行した四大ファストフードでした。

このウナギの旬は、実は、脂《あぶら》が乗った秋から冬にかけてです。江戸時代、こってりとしたウナギは、夏にはあまり売れませんでした。そこで困ったウナギ屋に頼まれた平賀源内《ひらがげんない》が、丑《うし》の日なら「う」の付くものを食べると縁起が良い、という語呂合わせをして、「本日、土用の丑の日」などといってウナギを売ったようです。日本最初の宣伝コピーです。

ウナギには、DHAやEPAなど、動脈硬化や認知症を防ぐ多価不飽和脂肪酸が多く含まれています。ビタミンAも豊富で、ビタミンB群、ビタミンD、ビタミンEもたくさん含まれています。加えて免疫機能を高める亜鉛も多く、夏バテ対策には最適かもしれません。

ウナギを食べる文化があるのは、実は日本だけではありません。たとえばイギリスでは、ウナギのゼリー寄せが伝統料理として存在するのですが、見た目がひどく、まずいと評判です。またオランダでは、ウナギを燻製《くんせい》にして食べることが多いようです。アジアでも、中国や韓国で食べられています。

レオナルド・ダ・ヴィンチの有名な「最後の晩餐《ばんさん》」の絵で、テーブルの上の食事は子羊やパンなどだとされてきましたが、実はウナギのオレンジスライス添えだということが分かりました。「最後の晩餐」の絵の修復作業で、それまで不明だった絵の詳細が明らかになり、ウナギのグリルとオレンジのスライスが食卓の上に描かれていたことが判明したのです。

ただし、これはダ・ヴィンチの生きたルネッサンスの時代に流行していた魚料理であり、実際の最後の晩餐でイエス・キリストとその弟子が食べた料理ではないという可能性もあります。本当の最後の晩餐は、やはり子羊の肉と無発酵パンだった可能性が高いと思われます。

さて、ウナギといえば蒲焼き。タレをたっぷり付けて香ばしく焼く蒲焼きは、日本人なら誰でも大好きだと思います。最後の晩餐としてならば、ウナギは、是非とも蒲焼きで食べたいものです。

❋緑茶には抗菌・抗ウイルス作用も

茶の木は、主に暖かな地域で生育する常緑樹で、中国が原産地です。日本では、平安時代に最澄《さいちょう》が中国から茶の木の種子を持ち帰り、比叡山山麓《ひえいざんさんろく》に植えたのが始まりだといわれています。

その後、室町時代や安土桃山《あづちももやま》時代には「茶の湯」が盛んに行われ、日本独自の「茶の湯」文化が花咲きました。少し遅れて一九世紀半ばになると、イギリスでもアフタヌーンティーの習慣が生まれ、紅茶が飲まれるようになります。

緑茶、紅茶、ウーロン茶などいろいろな種類のお茶が飲まれていますが、すべて、お茶の木の葉からできています。その主な違いは、酸化発酵をさせているかどうかです。

完全に発酵させたのが紅茶で、発酵が始まらないうちに釜炒《かまい》りなどの熱処理をして酵素を不活化し、発酵を止めて作られるのが緑茶。発酵の途中で釜炒りをして発酵を止めて作られるのがウーロン茶です。プーアル茶は緑茶のようにすぐに釜炒りをして発酵を止めるのですが、そのあとに高温多湿な場所で微生物によって発酵を行わせる、いわゆる後発酵茶です。

和食は「茶の湯」の文化から生まれたともいわれます。和食の代表である懐石料理とは、もともと茶席でお茶を出す前に出される簡単な食事でした。いまでも茶会などで出される料理を茶懐石といったりします。

さて緑茶の渋味は、お茶の成分であるカテキンから来るものです。この渋味は旨味でもあり、渋味のあとの甘味が、お茶の美味しさを引き立てます。

カテキンは抗酸化作用が強いポリフェノールであり、活性酸素を抑制して、動脈硬化を予防するといわれています。また、抗菌・抗ウイルス作用もあります。

さらに緑茶には、抗酸化作用のあるビタミンCも、たっぷりと含まれています。日本人には喫煙者が多いにもかかわらず心臓病が少ない「ジャパンパラドックス」は、緑茶をたくさん飲んでいるために起こっているともいわれています。

カフェインもお茶に含まれている成分です。疲労回復作用、覚醒作用、利尿作用などがあります。また、お茶の旨味成分たるアミノ酸のテアニンは、カフェインとは対照的に、心を落ち着かせる作用があります。

さて、お茶を飲む際には、その温度も重要です。香りを楽しむ紅茶、玄米茶、ほうじ茶は、熱湯でいれます。カテキンは八〇度以上の高温で、テアニンは五〇度くらいの低温で溶け出すので、煎茶は七〇～八〇度でいれると、香りと同時に、渋味や旨味が楽しめます。旨味成分のテアニンを引き出したい玉露《ぎょくろ》の場合は、五〇度くらいの低い温度で、じっくりといれます。

現代日本でも、和食には緑茶が欠かせません。ペットボトルの緑茶もよく飲まれるようになりました。ただ、東南アジアなどでペットボトル入りの緑茶を買うと、砂糖が入った甘いお茶だったりするのには閉口します。

❋ワサビの高い抗菌作用

次はワサビ。日本独特の香辛料です。古くは、日本の山間部に自生していました。

このワサビは、飛鳥《あすか》時代の文書に出てきます。室町時代には刺身にワサビを付けて、薬味として食べていました。そして江戸時代には、そばや寿司の薬味として欠かせない食材となりました。

ワサビが育つのは、一〇～一四度くらいの比較的低い温度の水が流れる山間の渓流地です。年間を通して流量変化の少ない清らかな流水が必要で、南向きの日光がたっぷり当たるような環境ではなく、北向きの安定した環境が必要です。こうしてワサビが育つには二～三年を要し、栽培するにも手間がかかるので、高価な食材となっています。

さてワサビには、トウガラシやコショウと違って、瞬間的に鼻に抜ける鋭くて爽やかな辛さがあります。寿司や刺身にも欠かせません。

日本食ブームの昨今、ワサビは海外でも人気が高まっており、チーズに入れたり、ビールに入れたりと、様々な使い方が見いだされています。それどころか、オーストラリアやイギリスでは、ワサビの栽培が始まったといいます。

ワサビは根茎を磨《す》り下ろして使います。茎、葉、花も料理に使われ、ピリリとした味わいが料理にアクセントを添えます。葉や茎は静岡県や長野県の名産、ワサビ漬けにも使われます。

また、ワサビ独特のツーンとくる辛味成分のもとになっているアリルイソチオシアネートには、高い抗菌作用があります。ゆえに、昔から食中毒の予防に役立っていたと思われます。ただし、アニサキスのような寄生虫には少量のワサビでは効果がなく、残念ながら予防にはつながらないようです。

＊ダイコンにはデンプン類を分解する消化酵素が

ダイコンは和食に多く使われる食材です。ブリとともに煮付けるブリダイコンは有名ですが、イカや肉類にも合います。特におでんの種としては欠かせないもの。出汁をたっぷり吸ったおでんのダイコン、赤味噌が奥までしみ込んだ味噌ダイコン、日本の大切な古里の味です。

ダイコンは古代から日本で食べられており、『古事記』では仁徳《にんとく》天皇の歌のなかに「ダイコンのように白い腕」という表現が見られます。

このダイコンには多くの種類があり、江戸時代には品種改良が進み、日本各地の名産として一三〇種類もの品種があったといいます。ビタミンCや食物繊維が豊富で、デンプン類を分解する消化酵素も含まれています。

ところで江戸の住民のあいだで、当時は「江戸患《わずら》い」といわれたビタミンB_1欠乏による脚気《かっけ》が流行していました。ダイコンにはビタミンB_1も含まれており、江戸近郊で栽培されていたダイコンは、その治療や予防にも役立っていた可能性があります。

また、ダイコンの葉にも栄養があります。緑黄色野菜として、ビタミンA、ビタミンB群、カルシウムなどのミネラル類も豊富です。

日本ではるか昔から様々な料理に利用されているダイコンですが、海外でも食べられている食材です。韓国、台湾、ベトナムなどの東アジアや東南アジアの国々では、スープに入れて食べられることが多いようです。欧米でも販売はされていますが、あまり食べられてはおらず、サラダなどに使われているようです。

❋豆腐の骨粗鬆症や動脈硬化を予防する成分

豆腐は中国で、約一四〇〇年前の唐の時代には、すでに作られていました。日本には奈良時代、遣唐使《けんとうし》の僧侶が中国から持ち帰ったといわれています。このため寺院の僧侶が豆腐を作り、精進《しょうじん》料理として広まっていきました。

そうして江戸時代中期になると、一七八二年に『豆腐百珍』が、翌年には『豆腐百珍続編』、さらに『豆腐百珍余録』が出版されています。豆腐が大ブームになったのです。

この『豆腐百珍』には、冷《ひ》や奴《やっこ》などの簡単な料理から木の芽田楽《でんがく》や飛竜頭《ひりょうず》（がんもどき）など、「尋常品」から「絶品」までの一〇〇品と、付録として三八品の豆腐料理の調理方法が書かれています。肉類を食べることができなかった江戸時代までの日本人にとって、豆腐を中心とする大豆食品は、大切なタンパク源でした。

現代でも豆腐は、高齢者でも幼児でも食べられる、柔らかな高タンパク食です。また豆腐を固めるために使われる「にがり」には、カリウムやマグネシウムなどのミネラルが豊富。欧米では豆腐アイスも食べられています。

タンパク質を多く含む食品は、硬かったり、骨があったり、高価だったりしますが、豆腐は安価かつ高栄養、そして誰でも安心して食べられます。

また豆腐には大豆イソフラボンが多く含まれており、骨粗《こつそ》鬆症《しょうしょう》や動脈硬化を予防するといわれています。同様に含まれるレシチンやコリンは認知症予防に効果があり、また脂質代謝を高めるともいわれています。

一方、豆腐を作る過程でできる「おから」には食物繊維が豊富で、和食の食材として重要です。このように豆腐は、大豆の栄養を余すところなく摂ることのできる和食文化の代表食材だと思います。

✳アルコール分解を促す枝豆は酒のつまみに最高

枝豆は、緑の未熟なままの大豆を枝ごと取って食用にする食材です。大豆は世界中で栽培されていますが、未熟なままの豆を食べる食習慣があるのは、日本と中国の一部だけでした。

枝付きのまま食べるので枝豆といわれていますが、日本では平安時代にはこのような食べ方がされ、旧暦九月一三日の月を「豆名月」と呼んで、枝豆を供える習慣が生まれました。

この枝豆が一般的に食べられるようになったのは、江戸時代からだと思われます。枝に付けたまま茹《ゆ》でて、それを歩きながら食べたりしたようです。そして二〇年くらい前から世界に枝豆の美味しさが知られるようになり、そのまま「エダマメ」と呼ばれ、世界中で食べられるようになりました。

枝豆は大豆と野菜の両方の栄養を有しています。

マメ科植物の根には、根粒菌《こんりゅうきん》と呼ばれる、空気から植物の生育に欠かせない窒素を取り込んで宿主に供給する特別の菌が付いています。このため大豆を中心とした豆類には、タンパク質が豊富です。

また、ビタミンB_1も特に豊富で、カリウムや鉄分などのミネラルも多く含まれています。ただ、糖やビタミンC、あるいは旨味成分などは、成熟すると失われていきます。

そして枝豆に多く含まれるメチオニンやビタミンB_1は肝臓の働きを助け、アルコールの分解を促します。そのため枝豆は、酒のつまみには最高の存在です。

＊温州ミカンの機能性表示食品に選ばれた成分

世界にはオレンジやレモンなど実に様々な柑橘《かんきつ》類があります。ミカンは蜜のように甘いカンキツであることから、そう名付けられたといわれています。

現在では、日本で栽培されているミカンのほとんどが日本原産の温州《うんしゅう》ミカンです。温州は中国南部、浙江《せっこう》省の地名ですが、温州原産のものが日本に伝わったというわけではなく、温州が柑橘類の名産地であったために、そのような名前になったようです。

江戸時代には温州ミカンよりも小粒の紀州ミカンが普及していましたが、明治になり、甘くて大粒の温州ミカンの栽培が一般的になりました。

この温州ミカンは、約四〇〇年前、突然変異の種なしミカンとして、現在の鹿児島県で生まれました。が、「種なし」は縁起が悪いとされ、江戸時代には普及しなかったのです。

日本で愛されている温州ミカンの特長は、甘くて美味しいだけでなく、ビタミンAが豊富に含まれていることです。

ビタミンAの成分としては、β-カロテンに、活性酸素を抑えて動脈硬化や心筋梗塞《しんきんこうそく》などの生活習慣病を予防する作用があることがよく知られています。しかし温州ミカンのビタミンAの成分としては、β-カロテンに加え、骨粗鬆症や動脈硬化に特に有効なβ-クリプトキサンチンが多く含まれているのが特長です。

β-クリプトキサンチンは、オレンジなどほとんど含まれていない柑橘類も多く、温州ミカンは世界に多々ある柑橘類のなかでも特別な存在なのです。また温州ミカンは、β-クリプトキサンチンを機能性成分とする機能性表示食品としても登録されています。

加えて温州ミカンには、ビタミンA以外にも、ビタミンCやクエン酸など抗酸化作用を持つ成分が多く含まれています。カリウムも豊富で、高血圧の予防にもなります。

そしてミカンの皮を乾燥させたものは陳皮《ちんぴ》と呼ばれ、漢方薬の材料となります。ミカンを焼いて皮ごと食べる「焼きミカン」の食習慣は、東北や九州を中心に、日本の各地にあります。ホクホクして甘く、体が温まります。

さらにミカンの皮は、ケーキに入れたり、チョコレートに混ぜたりしても食べられます。この皮にはビタミンやミネラルに加えて食物繊維が豊富。ただし、ミカンの皮には農薬やワックスが付着している場合があるので、よく洗ってから食べてください。

＊梅干しの殺菌作用と疲労回復作用

梅は中国原産です。中国では古くから生薬《しょうやく》として使われていました。

梅は、約一五〇〇年前に日本に伝来したといわれています。元号の令和も、『万葉集』の梅の歌に由来しています。太宰府《だざいふ》に左遷された菅原道真《すがわらのみちざね》のもとに都の梅が飛んできたという飛梅伝説も有名です。

また、平安時代に村上天皇が申年《さるどし》の梅干しで病気を治したことから、申年に作った梅干しを食べると健康長寿になるという伝承もあり、古くから日本人に親しまれてきました。

平安時代中期に書かれた『枕草子《まくらのそうし》』にも、すっかり歯の抜け落ちてしまった婆さまが、酸っぱい梅の実を食べている口もとの滑稽《こっけい》さが書かれており、現代のような酸っぱい梅干しを食べていたことが分かります。

この梅干しには殺菌作用があり、食中毒や傷の手当てなどにも使われていました。また、ナトリウムなどのミネラル類がたっぷりと含まれているため、熱中症の予防にもなります。それとともに、クエン酸、リンゴ酸、コハク酸、酒石酸《しゅせきさん》など、疲労回復に役立つ有機酸も多く含まれており、梅干しは戦場の食材としても使われるようになりました。

やがて江戸時代になると、梅干しは庶民にも食べられるようになりました。日々のおかずとして、特に殺菌作用があることから、おにぎりの具材として定着しました。

梅干しには塩分が多く含まれていますので、長距離を歩いたり、あるいは重労働の農作業を行ったりして汗をかく人々には、大切な食材だったと思われます。

❋抗酸化作用が強く毛細血管を強化するソバ

タデ科のソバは高知県内の約九〇〇〇年前の縄文遺跡から花粉が見つかっており、古代から日本人の食材でした。

ただソバは、もともと麺としてではなく、ソバ粉をお湯で練った「そばがき」や「そばもち」の形で食べられていました。そして江戸時代、包丁で切って麺にした「そばきり」が食べられるようになりました。さらにソバ粉に小麦粉を混ぜ、細く綺麗な麺にした「二《に》八《はち》そば」などが作られるようになりました。

「年越しそば」や「引っ越しそば」など、ソバにまつわる伝統食文化は、いまも日本中で受け継がれています。

ソバは荒れ地でも栽培できます。信州などの山間部では、米は作れませんでしたが、代わりにソバを栽培して栄養を補ってきました。また、ソバは中国や中央アジアの国々でも食べられています。苦みのある韃靼《だったん》ソバは有名です。

米や小麦の胚芽《はいが》部分には、ビタミンB群、ビタミンE、ミネラル類が豊富ですが、通常は胚芽部分を取り除いて食べます。一方のソバは、胚芽部が実の中心部にあるため、製粉の過程で取り除くことができません。そのためソバの加工食品には、胚芽の栄養素が、たっぷりと含まれています。

このソバの主成分はデンプンですが、タンパク質も豊富に含まれています。またソバに含まれる栄養素で最も特徴的なものは、ポリフェノールのルチン。抗酸化作用が強く、毛細血管を強化し、血圧を下げるなどの効果が知られています。

また東日本では、「そば」の茹で汁「そば湯」を飲む習慣があります。そば湯には、ソバに含まれているビタミン類やミネラル類が溶け出しています。ゆえにそば湯を飲むことは、栄養的にも推奨されます。

＊糖尿病の予防や治療に役立つコンニャクの成分

日本にはコンニャク好きの人が多いと思います。しらたき（糸コンニャク）は代表的な和食であるすき焼きに欠かせない食材です。また、おでんの種としても、コンニャクは大事な食材です。

しかし、コンニャクを日常的に食べてきたのは日本人だけ。コンニャクイモはラオスやミャンマーなどの東南アジアの国々でも生産されていますが、ほぼ増粘剤やペットフードとして利用されているだけです。

このコンニャクのカロリーは、一〇〇グラム当たり五キロカロリーほどと極めて少ないので、ダイエット食材とされることがあります。たとえばアメリカでは、しらたきが「ミラクルヌードル」などの名前で販売されています。そして、パスタと同じように調理されているようです。日本でもゼリー状にして、ダイエット食品にもなっています。

コンニャクイモは東南アジア原産ですが、日本には縄文時代には入ってきたといわれています。室町時代には精進《しょうじん》料理に使われたり、おでんとして行商人が路上で売ったりしていたようです。

そして江戸時代には、水戸藩がコンニャクイモの栽培を奨励し、特産品として有名になりました。時代が下って大正時代になると、コンニャクイモにヒジキなどの海藻の粉を混ぜてコンニャクを製造する方法が考案され、いま食べられている黒っぽい色のコンニャクの形状が定着しました。

コンニャクイモはエグ味が強く、ネズミでも食べないそうです。丁寧にアク抜きをして、エグ味を除く必要があります。他のイモ類のように、焼いたり、茹《ゆ》でたり、蒸《ふか》したりしても、コンニャクイモだけは食べられません。

一般的にイモ類はデンプンのかたまりなので、高カロリーです。しかしコンニャクには、デンプンがほとんどありません。成分のほとんどが水分で、食物繊維であるコンニャクマンナンが最大の栄養成分です。このコンニャクマンナンは血糖の上昇を抑える作用が知られており、糖尿病の予防や治療に役立っています。

ふつうイモ類は一年で大きく育ち、すぐに食べられるのですが、コンニャクイモは、育つのに何年もかかります。寒さに弱く腐りやすいので、わざわざ冬に掘り返して暖かい場所に保管しておき、春になったらまた植えます。春に種イモを植えて、秋に小さなコンニャクイモの赤ちゃんを収穫し、貯蔵します。それを次の年の春に植えて秋に収穫、さらにその次の年の春に植え付けし、秋に収穫します（三年もの）。これをもう一度、繰り返したものが、四年ものです。

すると、出荷するのは三年ものか四年ものということになります。非常に手間暇かけて作られているのです。このような手間のかかる食材は、きっと日本人にしか作れないのでしょう。

✻腸内細菌を育てる味噌のオリゴ糖

味噌は日本の代表的な発酵食品です。そして和食の代表的な調味料。味噌の起源は中国ですが、日本で独自の進化を遂げました。

日本では平安時代の頃から食べられていたようですが、鎌倉時代に味噌汁が飲まれるようになり、鎌倉武士などから一般庶民へと広まりました。戦国時代には戦時の食料としても使われました。そして江戸時代になると、多くの味噌料理が考案されています。

味噌は発酵食品であり、そのため乳酸菌が多く含まれています。また、味噌には腸内細菌を育てるオリゴ糖も含まれています。このため腸内細菌叢《そう》（腸内フローラ）を守る作用があるのです。

味噌の発酵の過程で、原料の大豆にはない、あっても少量しか含まれていない栄養素が、たくさん生成されます。アミノ酸類、ビタミン類、ミネラル類が豊富で、食物繊維も多く含まれています。

さて一般に、色の濃い食品ほど抗酸化作用が強いといわれています。よって、白味噌よりも赤味噌、特に真っ黒に近い八丁《はっちょう》味噌などのほうが、抗酸化作用は強くなっています。

この赤味噌の赤色となる成分メラノイジンには、強力な抗酸化作用があります。一方、白味噌にはＧＡＢＡ《ギャバ》という脳の興奮を抑える神経伝達物質が多く含まれており、食すると心が落ち着いて、眠りに就きやすくなります。このため味噌汁は、朝食なら赤味噌、夕食なら白味噌で飲むのが良いといわれています。

味噌汁には塩分が多いので敬遠する人もいますが、ワカメなどの海藻類が塩分の吸収を抑えるので、血圧は上がらないとされています。

＊和食が健康寿命を延ばす

私たちは、ある食材が伝統的な和食の特徴をどのくらい示しているかを判断する指標として、「和食スコア」を計算するシステムを創り出しました。

まず、伝統的な和食によく使われる食材として、米、魚介類、大豆、野菜類、卵、海藻類の六つの食材を取り上げ、一〇〇〇キロカロリー当たりのこれらの摂取割合を三等分

図表41　国別の和食スコア

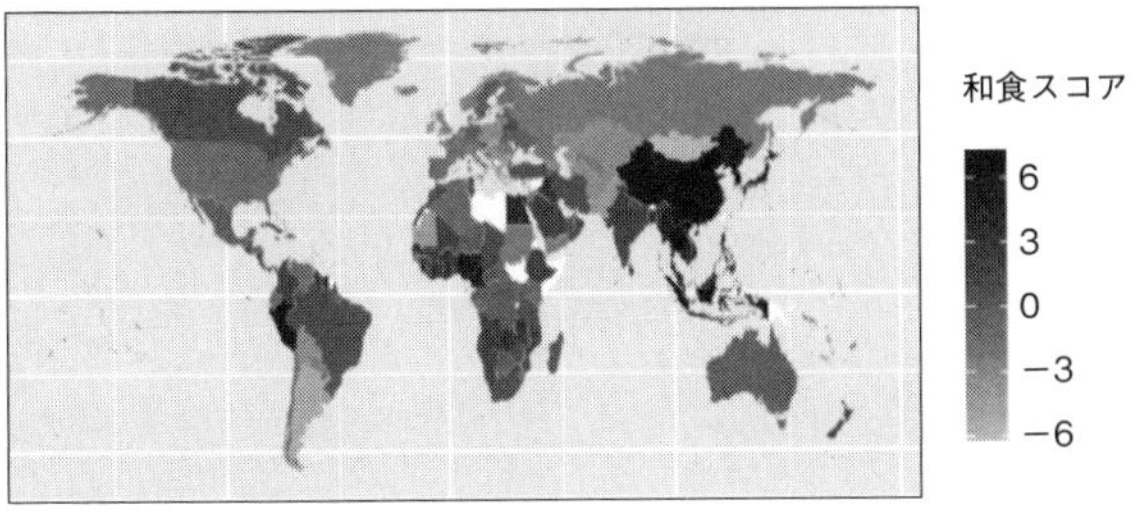

（「FAOSTAT」をもとに作成。色が濃い国々ほど和食スコアが高い。白抜きはデータのない国々）

し、最も多い三分の一を一、少ない三分の一をマイナス一、中間の三分の一を〇としました。また、あまり使われない食材として小麦、乳類、肉類の三つの食材を取り上げ、最も多い三分の一を一、少ない三分の一をマイナス一、中間の三分の一を〇としました。合計点はマイナス九点からプラス九点までに分布することになり、点数が高いほど伝統的な和食のパターンとなります。

　ＦＡＯ（国連食糧農業機関）の国別食糧供給量データベース（ＦＡＯＳＴＡＴ）を用いて、各食材の国民一人当たりの供給量を求めるとともに、国民一人当たりのエネルギー供給量を求めました。ＦＡＯＳＴＡＴの食糧供給量は生産者から消費者に届くまでに失われ

図表42　国別の和食スコアと肥満率の関係

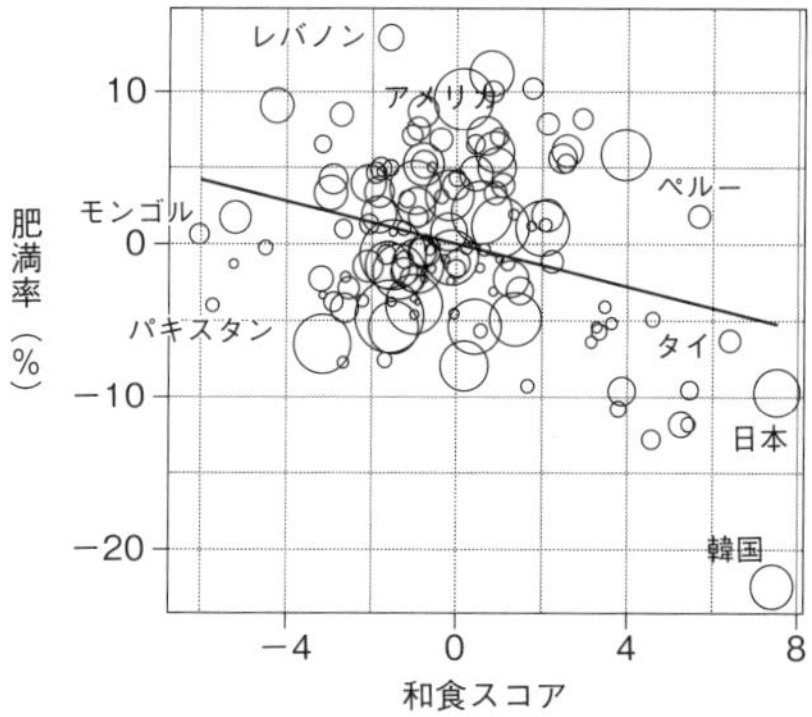

（バブルの大きさは人口を示す。医療費、高齢化率、教育歴、喫煙率、エネルギー供給量を調整した数値で示している）

図表43　国別の和食スコアと虚血性心疾患の関係

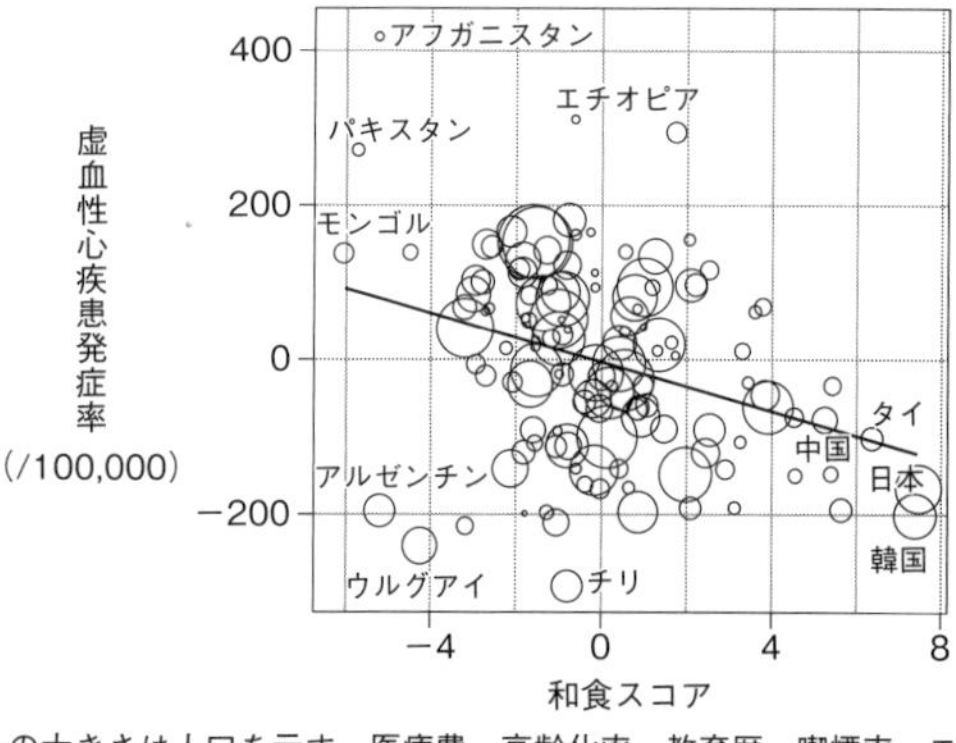

（バブルの大きさは人口を示す。医療費、高齢化率、教育歴、喫煙率、エネルギー供給量、肥満率を調整した数値で示している）

（Imai T, Miyamoto K, Kawase Fほか「Traditional Japanese Diet Score - Association with Obesity, Incidence of Ischemic Heart Disease, and Healthy Life Expectancy in a Global Comparative Study」J Nutr Health Aging 23(8); 717-724, 2019より一部改編）

図表44　国別の和食スコアと健康寿命の関係

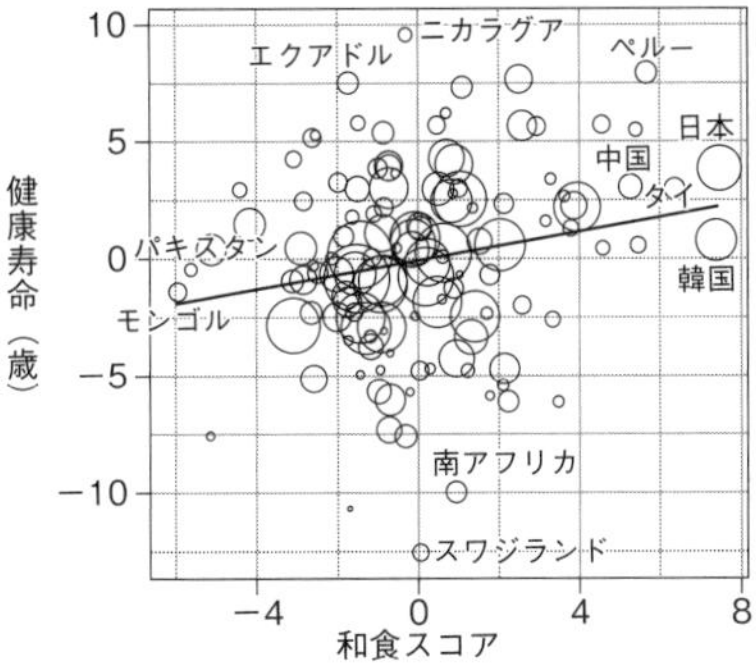

（バブルの大きさは人口を示す。医療費、高齢化率、教育歴、喫煙率、エネルギー供給量、肥満率を調整した数値で示している）
（Imai T, Miyamoto K, Kawase Fほか「Traditional Japanese Diet Score - Association with Obesity, Incidence of Ischemic Heart Disease, and Healthy Life Expectancy in a Global Comparative Study」J Nutr Health Aging 23(8); 717-724, 2019より一部改編）

る量をすべて除いた量であり、家庭での消費量を反映しています。

ＦＡＯＳＴＡＴのデータを使って、人口一〇〇万人以上の国々での和食スコアを推定してみました。一三五ページの図表41は、世界の国々の和食スコアです。すると、アジア諸国でスコアが高いことが分かります。また、アフリカ諸国や南米でもスコアが高い国があります。

ここで、和食スコアと、肥満、虚血性心疾患、健康寿命との関係について解析をしてみました。ＧＢＤ二〇一五データベースから健康寿命と一〇万人当たりの虚血性心疾患の年間発症率、

WHOのデータベースからBMI三〇以上の肥満者の割合を求めました。医療費、高齢化率、教育歴、喫煙率、エネルギー供給量などについて、これらの数値がすべての国々で同じになるように調整し、和食スコアとの関連を検討したところ、和食スコアが高いほど、肥満や虚血性心疾患が少なく、健康寿命が長いことが分かりました（一三六、一三七ページ図表42・43・44）。

和食は肥満や心筋梗塞などの虚血性心疾患を減らし、その結果、健康寿命を延ばす可能性があるのです。

❋和食は世界最高の食事

和食の中心は米です。米には脂質がほとんど含まれていません。また、粒状であるため咀嚼《そしゃく》が必要で、消化が遅い。このため食後の血糖値の上昇が比較的ゆっくりで、インスリン分泌が抑えられます。

また、特に冷や飯は難消化性のβ-デンプンを含んでおり、腸の健康を守ります。アミノ酸スコアが高く、バランスにも優れています。

そして魚や米に多いヒスチジンは食欲を抑え、肥満を予防しますが、肉や小麦に多いプロリンはヒスチジンの代謝を妨害し、食欲を高めてしまいます。

加えて、魚にはＥＰＡやＤＨＡなどの多価不飽和脂肪酸が多く含まれており、心臓病などの生活習慣病を予防するだけでなく、老化や認知症を予防する可能性があります。

和食の欠点とされた食塩の過剰摂取については、野菜や果物に含まれるカリウムを十分に摂っていれば、それほど減塩は必要ないと思われます。

また、和食ではカルシウムが不足しがちですが、カルシウムの摂取による骨折の予防効果についてはエビデンスが不足しています。むしろ、大豆製品からのビタミンＫ、そして鮭や干しシイタケなどからのビタミンＤの摂取が、骨粗鬆症や骨折の予防には重要かもしれません。

和食は健康寿命を延ばす、世界一の健康食です。この日本の食文化を大事にしていきたいものです。

第五章　日本人が糖質を制限する悲劇

＊日本人の食事と糖質制限食との相性

近年、炭水化物をできるだけ摂らないようにする糖質制限食が流行《はや》っています。これをビジネスチャンスにしようとするコンビニや小売業界まで出てきました。糖質制限食によって体重は減少し、血糖値が下がるなどといわれています。

炭水化物さえ減らせば、あとは腹いっぱい、焼肉でも何でも食べてもいいという糖質制限食は、いつでも簡単に始められます。ダイエット方法としては、カロリー計算も不要で、腹いっぱい食べられるという、取りかかりやすい方法です。

しかし、炭水化物を制限した結果、体内に酸性のケトン体を産生・蓄積させるとともに、高脂肪・高タンパクを摂る糖質制限食は、長期的な安全性が確認されていません。むしろ糖尿病を悪化させたり、動脈硬化や心臓病、あるいは突然死を増やし、最終的には命を縮める可能性も報告されているのです。

日本糖尿病学会など、栄養の専門家で構成される組織で積極的に糖質制限食を勧めている例はなく、むしろ糖質制限食に対する注意を喚起している場合もあります。

日本人は平均寿命も健康寿命も世界のトップクラスです。その日本人の健康寿命を支えているのが炭水化物を中心とした食事。日本人の食事は、先進国のなかでは最も炭水化物の摂取量が多いのです。

不確かな情報に踊らされて糖質制限食を安易に行うのは、危険でもあります（下方浩史「糖質制限食の間違いを正す」製粉振興589）。

❋糖質制限食を解剖すると

熱量になる栄養素には、糖質、脂質、タンパク質があります。糖質は身体活動の直接のエネルギーとなる栄養素。炭水化物は糖質とエネルギー源とはならない食物繊維を合わせたものです。

糖質は、ブドウ糖や果糖のような単糖類と、単糖が二つ結合した砂糖のような二糖類、さらに多数の糖が結合したデンプンのような多糖類に分類されます。単純糖質には単糖類と二糖類が、複合糖質には多糖類が含まれますが、複合糖質には糖質以外の栄養素、すなわちタンパク質、脂質、ミネラル、ビタミン、食物繊維などが含まれており、穀物はその代表です。

糖質制限食のことを英語では「炭水化物制限食」と表現します。英語には「糖質制限食」という用語はありません。

一般的には、糖質というと、甘味の強い単純糖質を思い浮かべる人が多いと思います。単純糖質は菓子類やソフトドリンクに多く含まれ、過剰な摂取は高血糖や肥満の要因となります。穀物の摂取まで制限する糖質制限食は、誤解を招かないように、英語と同じように炭水化物制限食と表現したほうがいいと思われますが、ここではあえて、日本で一般的に用いられている糖質制限食という用語を用います。

さて、日本で一般的に行われている一般社団法人「食・楽・健康協会」が提唱する糖質制限食「ロカボ」では、糖質の摂取を一食当たり二〇〜四〇グラム、一日で七〇〜一三〇グラムまで減らします（ロカボオフィシャルサイトhttps://locabo.net/）。平均的な日本人は一日三〇〇グラム程度の糖質を摂っているので、これを三分の一にまで減らすことになります。一〇〇グラムの糖質は、おにぎり二個と野菜ジュース一杯くらいの量です。

また、糖質すなわち炭水化物の摂取量を制限する代わりに、炭水化物以外は何をどれだけ食べても良いとされています。とはいえ、どれだけ食べても良いのは炭水化物がほとんど含まれない肉類、魚類、卵類、油脂類に限られ、米、パン、パスタなどの穀物製品は、大幅に減らすか、原則禁止です。

緑黄色野菜は炭水化物の量に気をつけて摂取しなければならず、特にイモ類など根菜類は避ける必要があります。

果物で炭水化物の少ないものはアボカドや梅くらいであり、バナナ、マンゴー、アメリカンチェリーなど甘味の強いものは原則禁止、リンゴ、キウイフルーツ、ミカン、モモ、グレープフルーツ、イチゴなどで甘味の少ない種類のものであれば少量可とされています。

加えて、乳製品ではチーズなどの炭水化物の少ないものは良いのですが、牛乳は乳糖が含まれているので原則禁止、ヨーグルトは少しでも糖分が含まれているものは禁止です。

このように食材に十分に気をつけないと、炭水化物一日一〇〇グラム以下という糖質制限食の達成は困難です。

人間が一日に必要なエネルギーを二〇〇〇キロカロリーとすると、一〇〇グラムの炭水化物からのエネルギー摂取量は、その二〇％に当たります。すると、残りの八〇％をタンパク質と脂質から摂取します。つまり、糖質制限食はかなりの高タンパク質食、そして高脂肪食ということになります。

欧米で糖質制限食とは、一日二〇〇グラム未満に炭水化物を抑える糖質制限、あるいはエネルギー比にして糖質を四〇%以下に抑えることを指すのが一般的です。
ただ、体内で利用できる糖質が少なくなると、脂肪を分解して肝臓でケトン体が産生されて、エネルギー源として使われます。ケトン体が生成されない軽度な糖質制限食の典型例、ゾーン食では、エネルギー比は炭水化物四〇%、脂質三〇%、タンパク質三〇%です。

ケトン体産生には食事中の脂肪量や代謝機能の個人差などの影響があり、比較的軽度の糖質制限でも、ケトン体が産生される場合があります。また、糖質制限を始めたばかりの頃にはケトン体が産生されやすくなります。

このケトン体を産生させることを目的とした超糖質制限食では、炭水化物は一日二〇〜五〇グラムに制限します。典型的な超糖質制限食のアトキンス食では、炭水化物は総エネルギー摂取量の一〇%にまでに制限しています。

このように、ケトン体が生成されるような超糖質制限食は、ケトン食(ケトジェニックダイエット)と呼ばれています。

❋タンパク質の摂り過ぎは寿命を縮める

アメリカでの「NHANES Ⅲ」という国全体をカバーする健康栄養調査の結果、タンパク質摂取量の多い五〇歳から六五歳までの男女では、一八年間で総死亡数が七五％増加し、ガンによる死亡が四倍に増加したと報告されています。一方、六五歳以上では、逆に総死亡数やガンによる死亡数は、高タンパク食で低下していました。また、糖尿病による死亡数は、すべての年代で、高タンパク食によって五倍に増加していました。

マウスの動物実験では、高タンパク食は、やはり乳ガンや黒色腫を増加させましたが、高齢マウスには、このような影響は見られませんでした。

こうした研究結果から、中年期までは低タンパク食とし、高齢になったら高タンパク食にするのが長寿のためには最適だと報告されています。昆虫からマウス、そして人間までの多くの生物で、低タンパク・高炭水化物食が寿命を最も延ばすことが、膨大《ぼうだい》な実験と文献の研究から証明されています。

さて、アミノ酸のロイシン、イソロイシン、バリンは分岐鎖《ぶんきさ》アミノ酸といわれ、人間には欠かせない必須アミノ酸です。筋肉を構成する成分で、肉類に多く含まれています。

この分岐鎖アミノ酸が足りないと、筋肉の合成が阻害されます。また分岐鎖アミノ酸は、肝臓でタンパク質の合成を促進する酵素を活性化させます。そして、この酵素は寿命とも関連することが知られています。

一方、肉類を過剰に摂取すると寿命が短くなったり、代謝異常の原因となったりして、特に肥満者では糖尿病を引き起こす可能性も指摘されています。

マウスにカロリー制限を課すと、寿命が延びます。これは、タンパク質摂取量が減ることによる効果が大きいといわれています。ただし高齢者の場合、タンパク質の制限は筋肉量や免疫機能を低下させたりして、寿命を短くします。中年期まではタンパク質摂取は制限し、代謝異常やガンを防ぐとともに、高齢になったらタンパク質をむしろ多めに摂って、筋肉を維持することが必要でしょう。

一日のタンパク質摂取量は体重一キロ当たり一・〇〜一・二グラムが適切で、最大摂取量は体重一キロ当たり二グラムまで。スウェーデンでの追跡調査では、食品に占めるタンパク質の摂取比率が二〇％になると、糖尿病の発症リスクが高くなることが報告されています。

この数字を当てはめると、一日のエネルギー摂取量が二〇〇〇キロカロリーの人の場合、タンパク質は一〇〇グラムになります。

＊油脂まみれの糖質制限食

糖質制限食「ロカボ」では、一日の糖質の摂取量は一〇〇グラム程度であり、四〇〇キロカロリーに相当します。一日のエネルギー摂取量が二〇〇〇キロカロリーの人なら、タンパク質摂取比率は二〇％で四〇〇キロカロリーまで。残りの一二〇〇キロカロリーを、脂質と油で摂取しなければなりません。

すると、一日のカロリーの六〇％を油脂から摂るという、油脂まみれの食事になってしまいます。

糖質制限食では、体重減少によって中性脂肪の低下やＨＤＬコレステロール（善玉コレステロール）の上昇が見られます。しかし高脂肪食となるため、総コレステロールやＬＤＬコレステロール（悪玉コレステロール）が高くなります。

また糖質制限食では、産生されたケトン体の量とＬＤＬコレステロールの上昇が直接関連しているという報告もあります。

肉類に多く含まれる飽和脂肪酸が糖尿病発症のリスクになることは多くの研究で示されています。一方、魚類に多く含まれる多価不飽和脂肪酸が糖尿病のリスクを下げることも報告されています。

＊糖質制限をしている人の異臭の正体

糖質制限をすると、脂肪をエネルギーとして利用するため、脂肪組織から血中へ移動する脂肪が増加します。こうして肝臓に運ばれた脂肪と、筋肉などのタンパク質が分解されたアミノ酸から、ケトン体が肝臓で生成されます。

このケトン体のうちアセトンは、揮発性なので呼吸によって体外に排出されます。これはアセトン臭と呼ばれますが、腐敗寸前の果物が出すような悪臭を発します。糖質制限食を行っている人たちは、このような体臭を放つことがあります。

肝臓でケトン体が産生される一方で、糖も合成されています。そして、性腺《せいせん》や赤血球など糖しかエネルギー源として利用できない組織に、糖を供給するようになります。ケトン体を産生する肝臓自体は、ケトン体をエネルギーとして使用できません。

ケトン体は、脳や腎臓、そして心筋などに運ばれ、緊急用のエネルギー源として消費されるのです。重症の糖尿病に見られますが、ケトン体を過剰に蓄積して昏睡《こんすい》を来《きた》し、死に至るケースもあります。糖尿病がない人であっても、糖質制限食によって同様のケースに陥ったという症例も報告されています。

＊糖質制限が引き起こす抑鬱と便秘

脳内ホルモンであるセロトニンは、幸せな感情を作り出します。ただ、このセロトニンは、血液中から脳細胞へ移行するわけではありません。セロトニンは脳内で合成される必要があるのです。

その合成には、必須アミノ酸の一つであるトリプトファン、ビタミンB_6、そして糖が必要です。このため糖質制限を行うと、脳内のセロトニン濃度の低下を引き起こします。セロトニンの低下は抑鬱《よくうつ》や不安の要因ともいわれています。実際に糖質制限食では、不安、怒り、ストレス、情緒不安定、疲労感、抑鬱、身体能力低下、活力低下、想像力低下などが観察されています。

糖質制限を行っていると便秘になることも知られています。便秘の要因には、運動不足、水分不足、食物繊維不足などがあります。

このうち食物繊維は植物由来のエネルギーとならない栄養素ですが、健康を守るためには重要な栄養素です。水溶性と不溶性の食物繊維がありますが、水溶性食物繊維は植物の分泌液などの水に溶ける成分であり、食物を包み込んで便を柔らかくする作用があります。この水溶性食物繊維にはイヌリンやβ-グルカンなどがあります。

一方、不溶性食物繊維は植物の細胞壁などの不溶性成分で、セルロース、リグニン、キチンなどがあります。これらは便の容積を増やすとともに、腸管を刺激して便の排泄を促します。

食物繊維を多く含む穀物、野菜、果物の摂取が制限される糖質制限食を摂り続けていると、便秘になるのは当然だと思います。

＊食物繊維と腸内フローラの関係

人間の腸内には約一〇〇〇種類、一〇〇〇兆個もの細菌が生息して、腸内フローラを形成しています。人体を構成する細胞の数は三七兆個といわれているので、その三〇倍もの細胞が腸内に存在するのです。

この腸内細菌は、肥満、糖尿病、大腸ガン、動脈硬化、炎症性腸疾患などと密接な関係があり、これらの患者の腸内細菌は健常者と比べて大きく変化していることが知られています。

腸内細菌には、人体に悪い影響を与える「悪玉菌」、良い影響を与える「善玉菌」、どちらともいえない「日和見菌《ひよりみきん》」の三種類があります。

悪玉菌は炎症を引き起こし、潰瘍《かいよう》性大腸炎などの炎症性腸疾患、大腸ガン、慢性関節リウマチなど免疫異常による疾患、肥満、糖尿病など代謝性疾患の原因になるといわれています。

この悪玉菌は、野菜、果物、穀物が少なく、タンパク質や脂質が中心となっている糖質制限食のような食事、ストレス、睡眠不足、不規則な生活、便秘などによって増加します。

一方、善玉菌は、病原菌に対する感染予防、食中毒の予防、発ガン性物質の産生抑制などを助け、良好な腸内環境を作ります。腸内で、ビタミンB_1、B_2、B_6、B_{12}、ビタミンK、ニコチン酸、葉酸などを産生し、血清コレステロールを低下させる働きもあります。

また善玉菌は、乳酸や酢酸などを作ることによって腸内を酸性に保ち、悪玉菌の増殖を抑えます。そして腸の運動を活発にするのです。

✳幸せホルモン生成を助ける腸内細菌

先述の必須アミノ酸の一つトリプトファンは、脳内の幸せホルモンであるセロトニンの原料です。しかし、消化管から吸収されたトリプトファンは、そのままでは肝臓で処理されてしまい、脳まで到達しません。腸内細菌により5-ヒドロキシトリプトファンとなって吸収され、それから脳に入り、初めてセロトニンに変わるのです。

ということは、食物繊維が不足して腸内細菌が働かなくなると、トリプトファンを摂取しても幸せホルモンにはならず、精神的に落ち込むことになります。

また、大豆製品に含まれる大豆イソフラボンは、女性ホルモンとよく似た化学構造を持ち、骨粗鬆症《こつそしょうしょう》を防ぐなど、特に女性の健康を守る作用があります。

こうした大豆製品の健康増進作用を有効に活用するには、大豆イソフラボンのダイゼインを、より作用が強いエクオールに変換させる必要があります。この変換を行うことができる腸内細菌が、エクオール産生菌です。

ところが、エクオール産生菌を腸内に持たない人、持っていても活性が低い人もいます。エクオール産生菌を腸内に持ってエクオールを産生できる人は、日本人には約五〇%いますが、欧米人は三〇%以下です。大豆製品をあまり食べなくなっている若い日本女性の場合、二〇~三〇%の人しか持っていないといわれます。

このような腸内細菌から成る腸内フローラを健康に保つためには、どうしたら良いでしょうか？

✳善玉菌は飲むよりも育てる

乳酸菌やビフィズス菌などの善玉菌を直接摂取すれば、腸内フローラを健康に保てると思う人がいるかもしれません。しかし、たとえば一般的な乳酸飲料には、乳酸菌は一〇〇億個程度しか含まれていません。「一〇〇億個」というと多いように感じられますが、一〇〇〇兆個の腸内細菌の数に比べれば、たった一〇万分の一です。

しかも、口から摂取した乳酸菌などは、ほとんどの場合、胃内で死滅し、腸まで届きません。また、腸にまで届いても、必ずしもそこで育つわけでもありません。

腸内フローラを健康に保つ、もう一つの方法は、腸内にもともと存在する善玉菌を増やす成分を摂取することです。こうした食品成分としては、レジスタントスターチ、オリゴ糖、食物繊維などがあり、野菜、果物、穀物など植物性の食品に含まれています。

日本人の食物繊維の摂取量は低下してきていますが、これは、米、麦、イモなどの炭水化物の摂取量が減少しているためです。一九五五年と二〇一〇年の穀類の摂取量を比較すると、三分の一にまで減少しています。糖質制限食は、これをさらに加速させる可能性があるのです。

またオリゴ糖は、単糖が二個から一〇個程度結合した糖で、天然の動植物に含まれています。母乳中にもオリゴ糖は含まれていますが、人の消化酵素では分解できません。では、母乳中のオリゴ糖は何のためにあるのか？

オリゴ糖は乳児の腸内で細菌を育成するのです。こうして育成された腸内細菌が作る酪《らく》酸《さん》やプロピオン酸などの短鎖脂肪酸が、腸内の有害な細菌の増殖を抑制することで、下痢を予防したりします。

❋数世代で食物の変化に適応できる人類

現代の人類の身体的特性は旧石器時代に形作られて、以後は大きく変わってはいません。そのため、古代の狩猟生活に合わせた食生活を送るのが自然である、という人たちがいます。

旧石器時代の食事と考えられるような食材を用いたダイエットが「パレオダイエット」です。狩猟採集時代の食生活で「文明病」を予防しようというわけです。

農耕が始まったのは約一万年前といわれており、それまで穀物はほとんど食べられず、イモ類や種実類、魚や獣肉が食べられていました。このとき炭水化物の摂取比率は二二～四〇％、タンパク質は一九～三五％と推定されています。

人類は何十万年と狩猟生活を送ってきた……だから、その狩猟生活時代の栄養摂取バランスこそが最も健康的である……これは正しいでしょうか？

ただ生物の環境適応は、かなり速い速度で起きます。そうでなければ、環境の変化によって、簡単に生物は絶滅してしまうでしょう。

たとえば鳥類では、居住地域を移動したりして餌が変化すると、数世代でくちばしの形状が変化していきます。ガラパゴス諸島に生息する小型の鳥「ダーウィンフィンチ」は、一九八〇年代中頃、島が壊滅的な干魃《かんばつ》に襲われたとき、残された餌を拾い集めるのにより適した細長い形へと、くちばしが変化したことが観察されています。

農耕が始まると人類は、穀物を中心とした食生活に、おそらくは数世代で適応したでしょう。実際、日本人を含め穀物を主食としてきた民族では、狩猟を続けてきた民族と比較して、糖質の消化酵素である唾液腺《だえきせん》アミラーゼの遺伝子コピー数を多く持っている人の割合が高く、アミラーゼの量も多いことが報告されています。穀物を食す食生活に人間が適応した証拠だと考えられます。

小麦は世界最古の作物の一つであり、一万年前にはメソポタミアを中心に栽培が始められていました。五〇〇〇年前頃には、エジプトで、パンが焼かれて食されていました。日本でも、弥生時代には小麦が耕作されていたといいます。

こうした穀物の栽培で、人類の生活は狩猟生活から農耕生活に変わり、飢餓《きが》の危険が減って、栄養状態が改善しました。すると人口は、一〇倍にもなったのです。世界的に見ると、小麦は常に人類の文明とともにあって、人類を支えてきたといってもいいでしょう。

一方、日本では、米などの穀物を中心にした食生活が、二〇〇〇年以上続いています。米の生産が安定した江戸時代から昭和初期頃まで、日本人は米を一日四合も食べていたといいます。

しかし一九七〇年代頃から食事の西欧化が始まり、日本人の米の摂取量は減少、タンパク質や脂肪の摂取量が増加しました。この頃からまだ四〇〜五〇年しか経過しておらず、急激な高タンパク・高脂肪の食事に十分、適応できていません。特に男性で、肥満やメタボリックシンドローム、そして糖尿病の患者数が増加しています。

＊摂取エネルギーは炭水化物から半分を

二〇一八年八月一六日、イギリスの医学雑誌「ランセット公衆衛生誌」に、糖質制限に関する決定的な論文が掲載されました。糖質制限食で死亡リスクが高くなる、すなわち寿命が短くなることを明確に示す、ＡＲＩＣ研究（地域での動脈硬化リスク研究）というアメリカでの研究論文です。

アメリカのノースカロライナ州、ミシシッピ州、ミネソタ州、メリーランド州のそれぞれの州から一地域ずつ、合計四地域に在住する四五歳から六四歳までの住民一万五四二八人について、一九八七年から一九八九年まで第一回の調査が行われました。

食事の調査としては六一項目の食品について摂取頻度と摂取量が調査されており、摂取カロリーが極端に少なかったり、あるいは多かったりした人たちは除外されています。炭水化物による摂取エネルギーの割合は、全体の平均値が四八・九％でした。

さらに、年齢、性別、人種、教育歴、喫煙、身体活動量、エネルギー摂取量、高血圧、糖尿病の有無と重症度、年収、肥満度と体重変化などについても調べられています。

この研究では二〇一七年までに合計六回の調査が行われていますが、最新の解析では、第一回調査から二〇一三年まで約二五年間の死亡について、電話、病院カルテ、州の記録などから調査し、六二八三人の死亡を確認しています。

これらのデータを用いて死亡リスクと炭水化物摂取の割合との関係を解析しました。すると、炭水化物摂取の割合が五〇～五五％で最も死亡リスクが低く、それより多くても少なくても、死亡リスクは高くなっていたのです。

炭水化物の摂取量が少ない人たちは、若く、男性であり、黒人以外で、大学を卒業しており、肥満度が高く、運動はあまりせず、年収は多く、喫煙者が多く、糖尿病患者が多いという傾向がありました。また、動物性のタンパク質や脂質の摂取量が多く、植物性のタンパク質や脂質、そして食物繊維の摂取量が少なくなっていました。

このため、年齢、性別、人種など、調査した数多くの項目の影響を統計学的に除いた解析も行っていますが、その結果は、ほぼ同じでした（図表45）。

図表の死亡リスクは、エネルギー摂取量のうち炭水化物の割合が五〇％のときを一として、炭水化物の摂取割合の違いによって何倍のリスクとなるかを示しています。

図の灰色部分は九五％信頼区間を示しており、九五％の確率で死亡リスクの平均値が含まれる領域です。九五％信頼区間に死亡リスクが一・〇の破線ラインが含まれれば、必ずしも死亡確率は高くはなっていないことを示しています。

この図表に示された信頼区間から、炭水化物の摂取量が多くなっても死亡リスクは高く

図表45　炭水化物エネルギー比と全死因死亡リスク（ARIC研究）

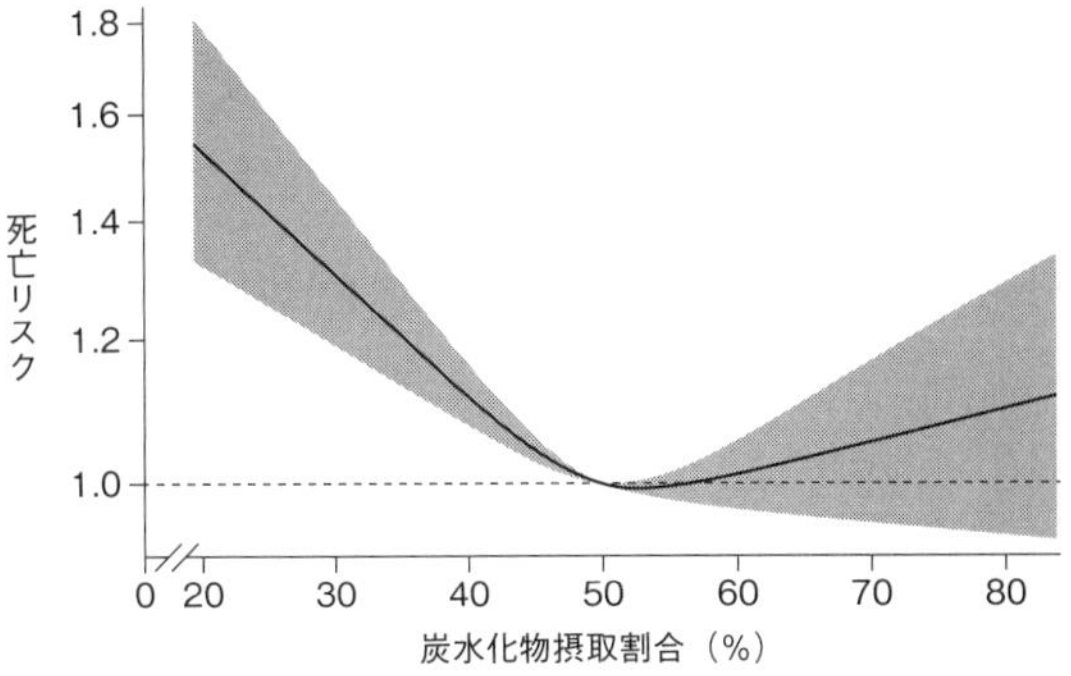

（Seidelmann SB, Claggett B, Cheng Sほか「Dietary carbohydrate intake and mortality: a prospective cohort study and meta-analysis」Lancet Public Health 3; e419-e428, 2018より一部改編）

はならない可能性もありますが、炭水化物の摂取量が制限されれば、ほぼ確実に死亡リスクが高くなるといえます。

つまり、炭水化物を制限すれば死亡する確率が高くなり、長生きできないということです。

五〇歳の人が炭水化物摂取量が五〇～五五％の食事を摂っている場合、平均あと三三・一年間生きられますが、炭水化物摂取量が三〇％の比較的緩やかな糖質制限を行った場合、残りの人生は二九・一年間と、四年間も短くなってしまいます。

糖質制限食では、炭水化物からのエネルギー摂取割合が四〇％以下とされており、「ロカボ」食では通常、二〇％程度に制限されています。エネルギー摂取割合二〇％にまで糖質を制限されては、死亡のリスクが一・六倍近く高まってしまいます。

ＡＲＩＣ研究では、炭水化物を制限しても、動物性の食品を摂らないようにして、植物性のタンパク質や脂質を増やせば、それほど死亡リスクは上がらないとしています。が、炭水化物をほとんど含まない限られた植物性食品ばかりを食べ続けることは難しく、現実的ではありません。

＊最も死亡リスクが低い日本人の食事

糖質制限食は短期的には血糖の上昇を抑え、体重を減らす作用があります。しかし、それと引き換えに、様々な疾患のリスク要因ともなります。また、最終的に寿命を縮めてしまう作用もあるのです。

糖質制限食で穀物、野菜、果物類などを制限すると、ビタミンやミネラルが不足し、頭痛、筋肉の痙攣《けいれん》、下痢、皮疹《ひしん》、脱力感などが生じるともいわれています。

このため糖質制限時には、マルチビタミン剤の摂取が必要となる場合もあります。また穀類や野菜に多く含まれる食物繊維が摂れなくなり、便秘になることも多いのは、先述の通りです。

日本人の食事は、先進国のなかでは炭水化物の摂取量が多く、その割合はＡＲＩＣ研究における最も死亡リスクが低い五〇～五五％の範囲にあります。また、脂肪の摂取量が二五～三〇％と少なくなっています。このような栄養のバランスの良さが、世界トップクラスの平均寿命と健康寿命を支えている可能性が強いのです。

しかし、日本では最近、「ロカボ」食など糖質制限食をビジネスチャンスと考える食品メーカー、レストラン、小売店が増えています。このことが、将来、日本人の健康長寿の障がいになってしまうかもしれません。

様々なメディアで取り上げられていることもあり、糖質制限食がどのようなものであるかを知っている人も多いのですが、その危険性は、まだまだ十分には知られていません。ダイエットとしての糖質制限食の危険性を、一般の人たち、特にダイエットに飛びつきやすい若い女性に、広く知らせていくことが必要でしょう。

健康寿命を延ばすためには、穀物、野菜、果物をしっかり摂ること。そして、死亡リスクが低いことも証明された和食を日々正しく摂ることです。

第六章　健康長寿の理想的ダイエット

＊朝食を抜くと食欲が高まるわけ

一日の食事のなかでは朝食が一番重要です。

睡眠中の八時間に加え、夕食後から就寝までの二〜三時間を考えると、起床時には一〇時間以上の絶食状態となっています。水分も摂れておらず、脱水状態といってもいいでしょう。心筋梗塞や脳梗塞が早朝に多く発症するのは、気温が下がることも原因の一つにありますが、脱水のために血液が固まりやすくなっている可能性が指摘されています。

また、筋肉は絶えず壊されて再合成されています。が、夜間の絶食中に筋肉合成のために利用できる血中アミノ酸量が低下するので、朝には筋肉が合成されにくい状態となっています。このため朝食時に、筋肉を作るためのタンパク質を十分に摂取する必要があるのです。朝からしっかりと食事を摂らねばなりません。

しかし、ダイエットのために朝食を抜く人がいます。また、朝寝坊で朝食を食べる時間がない人たちも、特に若い世代に見られます。ただ、朝食を抜くと食欲が異常に亢進《こうしん》し、食べる速さが増して、食べる量も増えてしまいます。その結果、血糖値が急激に増加し、血管や組織に悪影響を与え、体重が増えてしまうことにつながります。

図表46　朝食や昼食を抜いた場合の血糖値の変化率

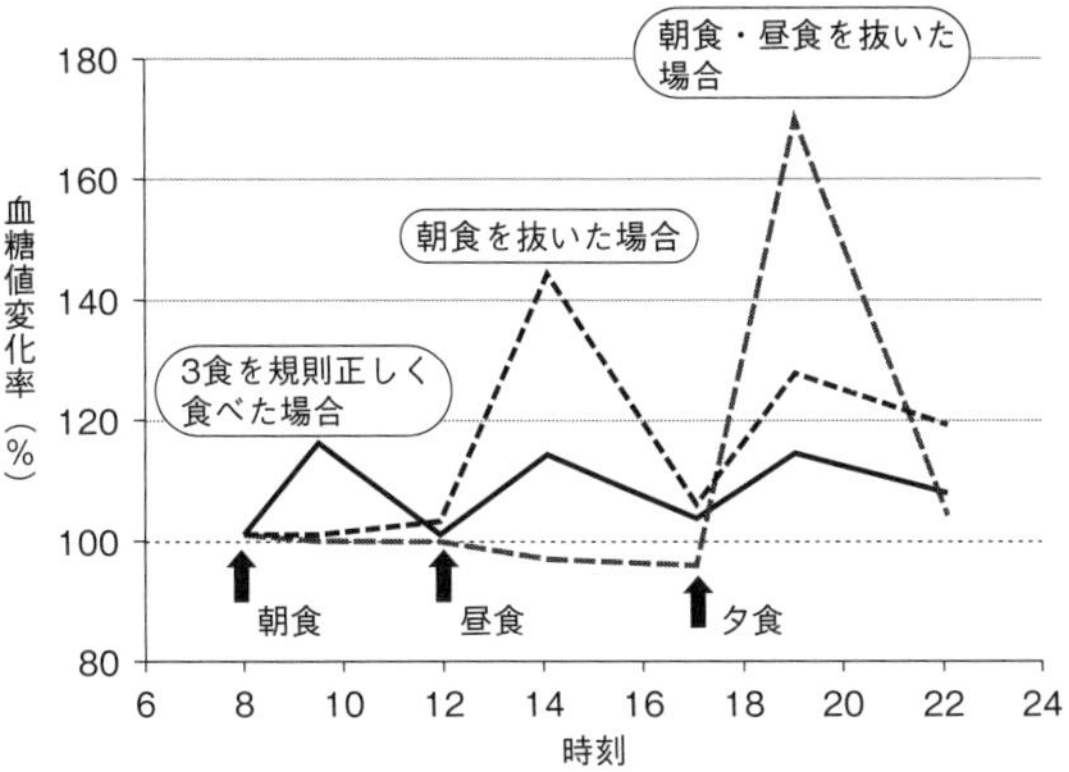

図表47　朝食と昼食を抜いた場合の血漿レプチンの変化率

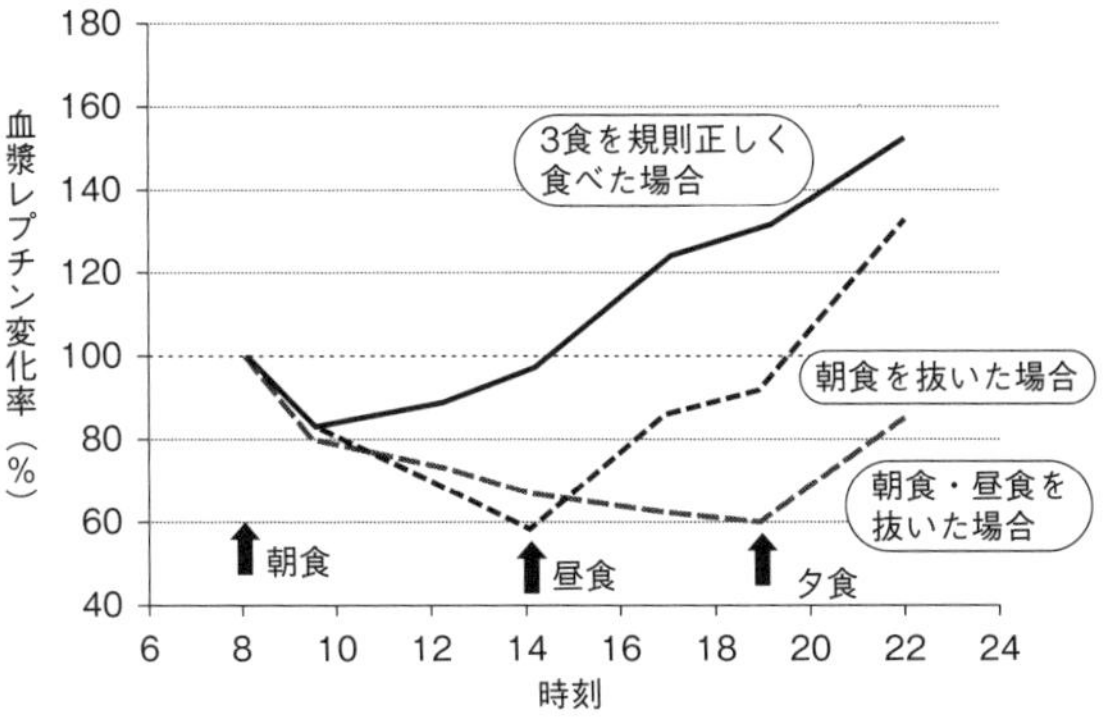

（Nakamura Y, Sanematsu K, Ohta Rほか「Diurnal variation of human sweet taste recognition thresholds is correlated with plasma leptin levels」Diabetes 57; 2661-2665, 2008より一部改編）

朝食を抜いた日の昼食後に、血糖値の上昇や、食欲を抑えるホルモンであるレプチンの分泌低下を来すことを、「セカンドミール・エフェクト（セカンドミール効果）」といいます。

一六七ページの図表46は、朝食を抜いた日の昼食後と夕食後の血糖値の上昇を示しています。朝食を食べた日の昼食後の血糖値の上昇に比べ、朝食を抜いた日の昼食後の血糖値の上昇が大きいことが分かります。さらに昼食まで抜くと、夕食後の血糖値の上昇は、一層大きくなります。

脂肪細胞から分泌されるレプチンは、脳に働いて食欲を抑える作用をします。しかし朝食を抜くとレプチンの分泌が抑えられ、食欲が高まるのです（一六七ページ図表47）。そして、朝食と昼食をともに抜くと一日中レプチンの分泌は抑えられたままになり、食欲の抑制が効かなくなってしまいます。

❋血糖値の上昇を抑えるため最初に野菜を

主食である穀物はエネルギー源として重要です。朝昼夕と、しっかり摂取することが大切です。ただし、血糖値の急激な上昇を抑えるため、最初に野菜を十分に食べてから主食を食べるようにしましょう。このとき食物繊維が糖の吸収を抑えます。

そして主食の肉や魚は、両方ともに食べましょう。肉の脂《あぶら》や魚の油によって、主食が胃から排出されるのを抑えて消化を遅らせ、血糖値の上昇を防ぎます。炭水化物は二時間ほどで胃から排出されますが、タンパク質は四～六時間、脂質は七～九時間かかるといわれています。

砂糖はブドウ糖と果糖の二つの単糖が結合した二糖類です。ブドウ糖はそのまま消化管から吸収されて血中に入り血糖となって、血糖値を上昇させます。一方、果糖はそのままでは血糖値を上げません。

果物には、この果糖が含まれています。砂糖と異なり血糖値をあまり上げないので、間食や食後のデザートに最適です。食後に甘い物を食べたくなったら、果物にしましょう。ビタミンやミネラル、そして食物繊維もたっぷり含まれています。

洋食のデザートはケーキやアイスクリームが多いのですが、和食のデザートは果物のことが多い。和食のメニューではデザートが「水菓子」と書かれていることがありますが、江戸時代、特に関東では、果物のことを水菓子と呼んでいました。

食物繊維、ビタミン、ミネラル類を多く含む果物類が健康に良いことは、果物を豊富に摂る地中海料理などでもよく知られています。

ところで、子どもは一回に食べられる量が少なく、また運動量も多いので、一日三食の食事だけでは必要な栄養が摂れません。だから、午前一〇時と午後三時のおやつが必要なのです。

しかし、一般の成人に間食は不要。特に間食として甘いお菓子類を摂ると、血糖値が急上昇し、体に悪影響を与えます。

また、間食をした分だけ食事量を減らすことも難しい。その分だけ摂取カロリーは増えて、肥満につながります。ここは、ぐっと我慢しましょう。

ただ、仕事の都合などでどうしても昼食と夕食のあいだが空いてしまう場合には、血糖値の上がりやすい甘い菓子類は避けて、おにぎりやサンドイッチ、野菜スープや果物、ヨーグルトやチーズなどを選びましょう。

加えて、できれば寝る三時間前までに夕食を済ませましょう。夕食後は間食や夜食を控えることも必要です。

寝ている時間はエネルギーの消費が少なくなります。夕食後すぐに寝ると、血糖値が上昇し、インスリンが分泌されて、糖が脂肪として体内に蓄積されてしまうのです。また胃がいっぱいの状態で寝ると、睡眠の質も悪くなってしまいます。

夕食と就寝の時間をそれほど空けることのできない人が多いかもしれませんが、その場合には、食後三〇分くらい経ってから軽い運動をするといいでしょう。夜の散歩や室内での運動などです。血糖値の上昇を抑えて、脂肪の蓄積を防いでくれます。

✻体に重要なビタミンDは日光が作る

さて次は、健康を守るために重要なビタミンDの話です。

ビタミンDはカルシウム代謝の調節に欠かせない栄養素であり、小腸でカルシウムとリンの腸管吸収を促進させ、血中カルシウム濃度を一定に調節する作用を持っています。骨や歯の形成にも必要ですが、それだけでなく、神経の伝達や筋肉の収縮、あるいは免疫機能などに対しても重要な栄養素です。

ビタミンDは鮭などの魚類や、干しシイタケなどのキノコ類に多く含まれるため、これらの食品を十分に摂ることが重要ですが、体内のビタミンDの多くは、皮膚において、コレステロールから日光の紫外線によって生成されます。一般的には、皮膚で合成されるビタミンDの量は、体内のビタミンDの八〇%を占めるともいわれています。

また、幸せホルモンといわれるセロトニンは、朝、日光を浴びることで分泌が促進されます。そして、朝日で体内時計もリセットされます。

こうして朝に分泌されたセロトニンは、一五時間ほど経つと、脳内でメラトニンに変わります。このメラトニンは、良い睡眠をとるために重要なホルモンで、一日の生活リズムを作ります。

日本でも、日照時間の長い静岡県などで、平均寿命や健康寿命が長くなっています。歩くことが健康長寿につながるといわれていますが、運動自体の効果だけでなく、日光を浴びながら歩くことが、ビタミンDやセロトニンを増やし、それが健康につながるのだともいえます。

南国の海岸で寝そべったり、ポカポカと日の当たる縁側で猫と一緒に横になったり、いかにも幸せそうなシーンですね。紫外線は皮膚の老化を促進するのは事実ですが、日本人の皮膚は紫外線への耐性があり、白人のように日焼けを怖がる必要はないでしょう。

＊高齢者はタンパク質を十分に

さて、高齢者の栄養素で最も問題になるのがタンパク質です。

図表48　血中アミノ酸量の時間経過とタンパク質合成・異化との関係

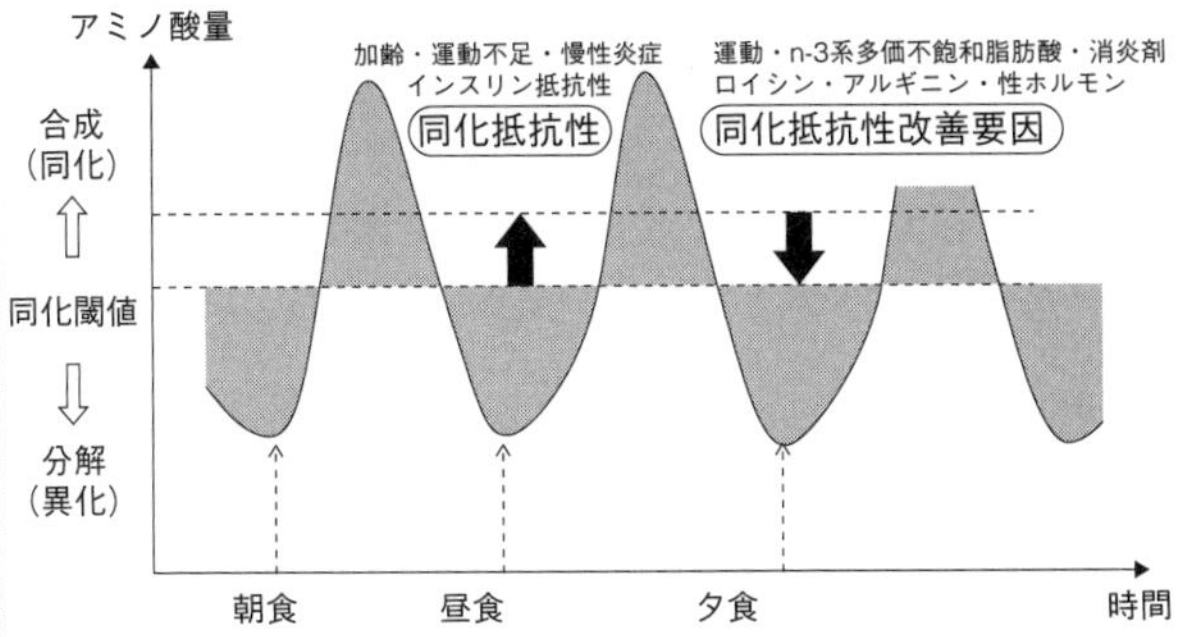

（下方浩史、安藤富士子「食と医療5」104-110, 2018より）

骨格筋の合成にはタンパク質が不可欠で、摂取不足になると筋力低下の要因となります。ただ、健康な高齢者はタンパク質の消化吸収機能の低下はありません。老化に伴う骨格筋量の低下には、高齢者の筋肉における「タンパク質同化抵抗性」が一因になっている可能性があります（下方浩史、安藤富士子「食と医療5」講談社、二〇一八年）。

　このタンパク質同化抵抗性とは、血清アミノ酸に対する感受性が低下し、タンパク質が合成されにくくなっている状態を指します。特に老化の影響は大きく、図表48に示すように、タンパク質同化抵抗性により、血中アミノ酸に対する同化閾値《しきいち》が上昇します。そして高齢者では、若年者と同じ量のアミノ酸が血液中にあっても、若年者ほどには筋タンパク質の合成が行われません。

このため高齢者は、筋タンパク質を合成するために、若年者よりも多くのアミノ酸が必要になります。また、図表から分かるように、朝、昼、夕と、一日三食、タンパク質を摂取する必要があります。たとえ夕食に十分な量のタンパク質を摂取して同化閾値に達しても、朝食と昼食で閾値に達しなければ、日中のタンパク質の分解が促進し、筋肉量は低下してしまうのです。

タンパク質同化抵抗性は、老化以外に、運動不足や慢性炎症などで大きくなります。逆に改善要因としては、運動、性ホルモンの増加、ロイシンやアルギニンの摂取などが知られています。

「日本人の食事摂取基準」では、高齢者も成人と同様、男性でタンパク質推定平均必要量を五〇グラム/日、推奨量を六〇グラム/日、女性でタンパク質推定平均必要量を四〇グラム/日、推奨量を五〇グラム/日としています。平均体重から計算すると、体重一キロ当たりの推定必要量は〇・八五グラム/日となります（厚生労働省「日本人の食事摂取基準二〇二〇年版」）。

しかしタンパク質同化抵抗性を有する高齢者では、筋肉量を維持するためにはこの量では不十分で、体重一キロ当たり一・〇～一・三グラム／日程度の摂取が必要と思われます。高齢者では、少なくとも毎食、良質なタンパク質を二五～三〇グラム程度摂取しなければ、骨格筋で有効なタンパク質合成が維持できないとの指摘もあります。

＊食の多様性がガンを防ぎ死亡率を下げる

いろいろな種類の食材を食べることを、食事の多様性、あるいは食材の多様性といいます。多彩な種類の食品を食べることが推奨されており、食事の多様性が、歯科疾患、二型糖尿病、大腸ガンや胃ガンを含む悪性腫瘍《しゅよう》のリスクを抑制し、死亡率を下げることが報告されています。また、鬱病《うつびょう》に有益な効果をもたらし、認知症や高次脳機能障がいなどの予防にもつながるといわれています。

フランス人が脂肪や飽和脂肪酸の多い食事を摂っていても、冠状動脈性心疾患による死亡率が少ないことを「フレンチパラドックス」といいます。これは、フランス人が赤ワインを多く飲むためとされていますが、彼らの食事が多彩な食材を使っているためだともいわれています。

食材の多様性とは、すなわちカルシウム、マグネシウム、鉄、亜鉛、銅、ビタミンB

群、ビタミンCなど複数の微量栄養素をより多く摂取できるということ。これが健康寿命の延伸につながっていると考えられます。

つまり特定の食品を摂るだけでは、健康になったり健康寿命を延ばしたりすることは難しいのです。が、多様な食材を摂ると栄養バランスが改善され、必要な栄養素も十分になります。

食材の多様性が高くなると、たくさんの食材を食べるがゆえに肥満になるとの報告があります。これを否定する研究もありますが、多くの食材を少しずつ食べて、過食にならないよう注意することが必要でしょう。

食材数の豊富さは、健康で豊かな食文化を形成します。また、食品添加物や残留農薬などのリスク分散にもつながります。何よりも多様性が増せば、栄養素の偏《かたよ》りや不足がなくなります。

洋食でも、中華でも、もちろん和食でも、その多彩な調理法が、食材の多様性を高めます。これが疾病《しっぺい》の予防を通じ、健康寿命の延伸の要因になっているのです。

先述の通り、糖質制限食のような特定の食品を制限する、あるいは特定の食品ばかり食べるといったダイエット法があります。しかし、特定の食材ばかり食べていては、どうしても栄養が偏ります。栄養素が過剰になることすらあります。

世間で行われているダイエットの種類は数え切れないほどありますが、少なくとも特定の食品を制限するようなダイエットは避けたほうがいいと思います。

確かに宗教的な制約で、特定の食品を食べないことがあります。インドでは二〇〇〇年以上も前から肉食を禁じ菜食を奨励する宗派があり、現在でも一部のヒンズー教やジャイナ教を信仰する人たちには、動物性の食品を一切食べないベジタリアンやヴィーガンと呼ばれる人たちがいます。

またイスラム教ではハラムが有名ですが、これは「神に禁じられている」という意味。食生活では、豚肉と酒が重要なハラムです。

イスラム教徒は、豚の肉も内臓も、すべて食することができません。豚骨ラーメンなども、もちろん不可。それ以外の肉の場合でも、イスラムの教えに沿った方法で食肉処理し、加工しなければなりません。

ただ、豚肉は比較的安価で、ビタミンB_1を多く含んでいます。宗教的な戒律で豚肉を食べられないことは、栄養学的には、とても残念なことです。

✳健康的な食品にもある制限量の一覧

ところで、納豆など健康的な食品も、食べ過ぎると害になる可能性があります。

大豆イソフラボンは化学構造が女性ホルモンと類似しており、女性ホルモン様の作用があります。このため、骨粗鬆症や動脈硬化などを予防する効果があるとされています。

しかし、こうした大豆の女性ホルモン様の作用のため、過剰に摂取すると、月経異常や子宮内膜症となる危険性があります。特に妊婦や小児では、ホルモンバランスを崩し、健康を害することもあるのです。さらに若年男性では、精子形成能力や受精能力に影響する可能性もあります。

大豆イソフラボンの摂取量は一日平均七五ミリグラムまでとされています（厚生労働省「大豆及び大豆イソフラボンに関するQ＆A」）。たとえば豆腐二分の一丁と納豆一パックなら合計七五ミリグラムとなり、この量に達してしまいます。

ただし、七五ミリグラムを超えると直ちに健康障がいの危険性が生じるというわけではありません。たまたま多い日があっても心配はありません。

納豆一パックで三五ミリグラム、豆腐一丁で八〇ミリグラム、豆乳二〇〇ミリリットルで四一ミリグラムです。毎日摂る場合には、納豆なら一日一パックまで、豆乳なら二〇〇ミリリットルまで、豆腐なら二分の一丁までくらいにしておいたほうが良さそうです。

次は昆布。食物繊維やミネラルが多く、健康に良いとされています。

この昆布には、ヨウ素が大量に含まれています。そしてヨウ素が欠乏すると、甲状腺腫や甲状腺機能低下症を引き起こします。また母体にヨウ素が不足すると、クレチン症（先天性甲状腺機能低下症）の原因となり、生まれた子どもに知能低下、発育不全、神経障がいなどが生じます。

海藻を食べる習慣のない国々ではヨウ素欠乏症が多く、世界で約一六億人がヨウ素欠乏の危機にさらされています。一方、日本では昆布を食べるため、ヨウ素欠乏症はほとんどありません。

ただヨウ素の過剰な摂取でも、甲状腺機能低下症を引き起こします。甲状腺機能の低下がある人は、特に食べ過ぎに注意しましょう。「日本人の食事摂取基準二〇二〇年版」では、一日の摂取上限を三ミリグラムとしています。

昆布の佃煮の一食分、大さじ一杯一五グラムで、ヨウ素は一・六五ミリグラム。五センチ角の乾燥昆布、約五グラムでは、一二ミリグラムにもなってしまいます。ですから、とろ昆布ダイエットや健康維持のため、毎日、昆布を摂取するというのは、考えものです。たまに昆布出汁《だし》のおでんを食べたりするくらいなら問題はないでしょう。

そして、海藻類のうち日本でよく食べられるヒジキには、カルシウムやマグネシウムなどのミネラル類と食物繊維が多く含まれており、健康食として食べている人もいます。

次にマグロ。マグロにはＥＰＡやＤＨＡなどの多価不飽和脂肪酸や良質のタンパク質が含まれており、刺身やお寿司など、和食に多く使われる健康食材です。しかし、マグロには水銀が含まれており、特に妊婦が過剰に摂取すると、胎児の脳に発育障がいなどが生じる可能性があります。

厚生労働省は、「わが国における食品を通じた平均の水銀摂取量は、食品安全委員会が示す妊婦を対象とした耐容量の六割程度であり、一般に胎児への影響が懸念されるような状況ではありません」としています。が、たとえばクロマグロ、メバチマグロ、キンメダイは、妊婦は週に一回約八〇グラムまでとする勧告をしています（厚生労働省「魚介類に含まれる水銀について　妊婦への魚介類の摂食と水銀に関する注意事項」）。

マグロは寿司一貫で一五グラム程度、刺身一人前当たりで八〇グラム程度です。美味しいマグロですが、妊婦は食べ過ぎないようにしましょう。

食による健康リスクを避けるためには、健康に良いものでも、同じ食材を大量に食べ続けてはいけません。多彩な食材を少量ずつ食べることが、食材から受けるリスクを下げ、栄養のバランスを良くしていくことにつながるのです。

❋世界保健機関が推奨するヘルシーダイエット

世界保健機関（WHO）では、健康的な食事に関する推奨事項を「ヘルシーダイエット（健康的な食事）二〇一八」として定め、健康でバランスの取れた食事をすべての成人に推奨すべきだとしています。成人向けの「ヘルシーダイエット二〇一八」の推奨事項は、以下の五項目からなっています。

①果物、野菜、マメ科植物（レンズ豆、大豆など）、ナッツ、全粒穀物《ぜんりゅうこくもつ》（未加工のトウモロコシ、キビ、オート麦、小麦、玄米など）を摂取する。
②一日に少なくとも四〇〇グラムの果物と野菜を摂取する。ただし、ジャガイモ、サツマイモ、キャッサバおよびその他のデンプン質の根は、果物または野菜としない。
③糖類（単糖類および二糖類）は総エネルギー摂取量の一〇％未満とする。これは一日あ

たり約二〇〇〇キロカロリーを消費する健康な体重の人の場合、五〇グラムに相当する。理想的には健康上の他の利点も考えて、総エネルギー摂取量の五％未満とする。ほとんどの糖類は、製造業者、料理人、または消費者によって食品または飲料に加えられているが、蜂蜜《はちみつ》、シロップ、フルーツジュース、および濃縮フルーツジュースなどにも自然に含まれている。

④脂肪からのエネルギーは総エネルギー摂取量の三〇％未満とする。不飽和脂肪（魚、アボカド、ナッツ、ヒマワリ、大豆、キャノーラ、オリーブオイルに含まれる）は、飽和脂肪（脂肪肉、バター、ヤシ、ココナッツオイル、クリーム、チーズ、ギー、ラードに含まれる）および、すべてのトランス脂肪よりも好ましい。トランス脂肪には工業的に生産されたトランス脂肪（加工食品、スナック食品、フライ食品、冷凍ピザ、パイ、クッキー、ビスケット、ウエハース、食用油、スプレッドに含まれる）と、反芻《はんすう》動物のトランス脂肪（牛、羊、ヤギ、ラクダなどの反芻動物の肉や乳製品に含まれる）の両方がある。飽和脂肪の摂取量を総エネルギー摂取量の一〇％未満に、トランス脂肪を総エネルギー摂取量の一％未満に減らすことを推奨する。特に、工業生産のトランス脂肪は健康的ではないため、避けるべきである。

⑤食塩は一日当たり五グラム未満（小さじ約一杯に相当）とし、ヨウ素化塩の使用を推奨する。

このようにガイドラインでは、野菜、果実、豆類、全粒穀物、不飽和脂肪の摂取と、糖類、脂肪、特にトランス脂肪と飽和脂肪、そして食塩の制限が重要であるとしています（一八四ページ図表49）。

さらに、上記を達成するための具体的な方法として様々な食生活の工夫《くふう》を勧めています。野菜や果物は毎食必ず含める、間食には新鮮な果物や生野菜を摂る、旬の果物や野菜を食べる、などです。このように、なるべく数多くの種類の野菜や果物を食べるように勧めています。

脂質を減らすためには、以下のようなことを勧めています。食材は炒《いた》めずに、煮たり蒸したりする、バターやラードを使う代わりに植物性の油を使う、牛乳は低脂肪乳を摂る、脂身の少ない肉を食べる、肉から脂肪を取り除いて料理する、トランス脂肪を含む焼き菓子や揚げ物、ドーナツ、ケーキ、パイ、クッキー、ビスケット、ウエハースなどの製品の摂取を減らす、など。

図表49　WHO「ヘルシーダイエット2018」の推奨内容

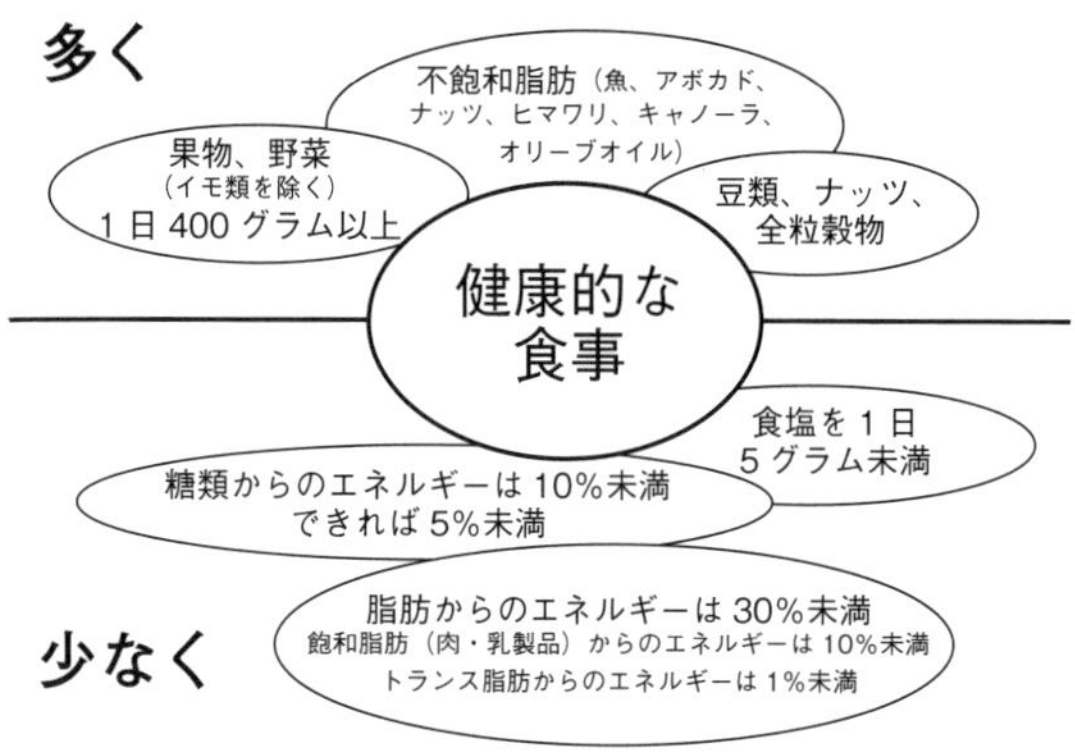

食塩は、ベーコンやハム、そしてチーズなどの加工食品に多く含まれており、これらの摂取を制限する必要があります。

塩を減らすためには、以下のような方法を勧めています。醤油など塩分の多い調味料を減らす、ナトリウムの排泄を促すカリウムを多く摂る、食卓に食塩調味料を置かない、減塩食材を使う、塩辛いスナック類は摂らないようにする、など。

また、砂糖の摂取を減らすためには、甘いお菓子や清涼飲料水の代わりに新鮮な果物や生野菜を食べることを勧めています。

食材に野菜、果物、穀物、魚が多く、脂肪、肉、乳製品、砂糖が少ない和食は、塩分が多いことを除けば、WHOの「ヘルシーダイエット二〇一八」に合致します。このことからも、和食は世界的に見ても健康食であり、日本人の健康長寿を支えているのだと思えます。

第七章　健康長寿の秘訣は日本人の生活習慣にあり

✻日本の清潔さが防ぐ病気の数々

日本には四季があり、季節ごとに旬《しゅん》の食材が楽しめます。豊富できれいな水と豊かな土壌が穀物や野菜を育み、また四方が海に囲まれているため海産物も豊富に獲れる。それが本書の中核を担う和食の魅力を高めています。

そして、気候は温暖で過ごしやすい。こうした恵まれた環境が日本人の健康を守り、長寿を支えていることは間違いないでしょう。

しかしそれ以上に、日本人のライフスタイルこそが、日本の健康長寿を支えているのだと思います。日本人のライフスタイルは、世界に誇ることができるのです。

たとえば清潔な環境は、健康を守るためにはたいへん重要です。清潔好きということは長寿の重要な要因だと考えられています。

肺炎などの感染症は、現在でも死因の大きな部分を占めています。特に高齢者には誤嚥《ごえん》性肺炎が多いのですが、口腔内を清潔に保つことで、誤嚥が起こっても肺炎が発症する確率を下げることができるのです。

また歯周病菌による歯周病が、動脈硬化やアルツハイマー病の要因となっているとの報告があります。そして胃ガンや胃潰瘍《いかいよう》は、ピロリ菌の感染が重要な要因になっています。肝炎ウイルスは肝臓ガンや肝硬変を引き起こし、ヒト乳頭腫ウイルスは子宮頸《しきゅうけい》ガンを発症させます。

このように、感染症がガンや多くの慢性疾患の原因になっていることが最近分かり始めてきました。清潔であるということは、長寿にとって、非常に重要だということです。

ヨーロッパの国々では、毎日入浴する人は少ないといわれています。乾燥した地域では、風呂に入って石鹸で体を洗うと皮脂が落ち、乾燥肌や肌荒れの原因になります。水が硬水である地域では、特にこうした影響が強く、毎日入浴することは体に悪いと思われています。

また地中海沿岸などを除き、特にイギリスなど北部では、冬は寒過ぎて入浴するのがつらいという事情もあります。汗もあまりかかないので、入浴の必要性を感じにくいのです。

ただし、あまりに清潔にし過ぎると、免疫力を獲得しにくく、アレルギーを起こしやすくなる可能性があります。

以前は多く見られた回虫症など寄生虫疾患は、現在ではほとんどなくなりました。すると逆に、以前は問題にならなかった花粉症や食物アレルギーなどのアレルギー性疾患が増えています。寄生虫の存在がアレルギー性疾患の予防につながるのは、アレルギーの要因となるＩｇＥ抗体が寄生虫に対して誘導されるため、他の外来抗原への反応を抑えているからだといわれています。

✻日本人の清潔好きは稲作のおかげ

稲作文化の地域は高温多湿であることが多い。また泥水に入って行う農作業もあり、寄生虫疾患、細菌感染症、特に細菌性胃腸炎など消化器感染症に悩まされてきました。そのため、食品を十分に管理し、人から人への病原体の伝染に対して常に気をつけるような生活習慣が広まっています。

手をよく洗う、風呂に入るなどは、体を清潔に保って病気を防ぐためには欠かせない条件だったのです。

日本人はトイレのことをお手洗いと呼んだりします。家に入るときは靴を脱いで汚れを家のなかに持ち込みません。稲作を行ってきたアジア人、特に日本人は、このように衛生観念が高いのです。

一方、気温が低く乾燥している地域で普通に行われている握手やハグなどは、高温多湿の稲作文化圏では危険であり、発達しませんでした。いわんやキスをするなど、とんでもないこと。当然、欧米とは、愛情表現に大きな差があります。

握手やハグなどのボディタッチは、病原体を媒介《ばいかい》します。細菌やカビと違い、ウイルスは、乾燥した寒冷地で感染しやすいといわれています。そのため二〇一九年に発生した新型コロナウイルス感染症（COVID-19）は、イタリアやスペインなどボディタッチをする地域で、あっという間に広がりました。

フランスでパンを買うと、袋にも入れずそのまま渡され、バッグに入れて持ち帰ります。食卓でも、パンはテーブルに直置きです。一方、日本ではどうでしょうか？

パンなら最初から包装してあるものを買うか、衛生的なトングを使ってトレイに取って会計し、袋に入れてもらいます。また日本のスーパーでは、魚や肉はもちろん野菜でも果物でも、きれいに包装して売られています。このような国は、海外には、ほとんどありません。

また日本では、毎日使うお茶碗や箸は家族のあいだでも共有せず、個人別にしている家庭が大多数だと思います。箸などを食卓に直置《じかお》きすることもほとんどありません。欧米では、ナイフやフォークは、テーブルの上に直置きするのが普通です。

さらにレストランや喫茶店に入れば、ほとんどの場合まず、おしぼりが出てきます。これも海外にはない習慣。海外では、レストランのドアや手すりに触れたそのままの手で、パンをつかんで食べます。一方の和食では常に箸を使うので、原則的に手づかみはありません。

加えて、日本のほとんどの家庭には、シャワートイレが設置されています。学校や公共機関にもシャワートイレが多い。しかし海外では、シャワートイレがなかなか普及しません。そこまで清潔にする必要性を感じないのでしょう。

❋マスク文化は日本の誇るべきもの

ところで、日本人が街中でマスクをしている姿に、かつて欧米人は驚いたものでした。というのも欧米では、病人や医療従事者だけがマスクを着けるからです。

マスクをした人が街中を歩いていることも、ほとんどありませんでした。新型コロナウイルス感染症が流行しても、流行当初は、世界の大都市でマスク姿の人を見かけることはほとんどありませんでした。

日本では花粉症予防のためにマスクをする人がたくさんいます。確かに花粉症が日本人には多いのですが、イギリス、カナダ、オーストラリア、南アフリカなどでも、花粉症の人が三割近くいるといわれています。しかし、マスクをしない人がほとんど。マスクは、文化なのかもしれません。

その一方で、大気汚染の激しい中国では、日常生活にマスクは欠かせないものとなりました。これは悲しい現実だと思います。

新型コロナウイルス禍のなか、通常使われているマスクはウイルス感染の予防には役立たないといわれています。しかし、飛沫《ひまつ》を直接浴びることを防ぐためには役立ちます。また、万が一、感染していた場合には、他の人に飛沫を浴びせて感染を広げることを防ぎます。

新型コロナウイルス感染症の場合、三分の一以上の人が、ほとんど症状のない感染者です。特に若い人たちには症状が出にくいといわれています。ところが無症状でも感染力があるのが新型コロナウイルス感染症の怖いところ。無症状の感染者がいる環境では、多くの人がマスクをすれば、それだけ感染の機会を減らすことができます。

こうして見てくると、日本のマスク文化も、新型コロナウイルス感染症が世界中に広まっているパンデミックの恐怖が現実となった現在では、誇れる文化なのかもしれません。

＊日本人の生涯現役を目指す生き方

勤労意欲が高いのも日本人の特性の一つです。定年退職という概念が生まれたのは産業革命以後。それまで人々は、農民、漁師、職人などとして、働けるまで働く生活を送っていました。

しかし生産性が上がると、高齢者の労働力がなくても経済は維持できるようになりました。その結果、ある一定の年齢で退職し、その後は働かず、年金で生活する人が多くなりました。

しかし現代の日本の高齢者は、働けるうちは自分で働いて、人様のお世話にはなりたくないと思う人が多い。また少子高齢化で、高齢者の労働力が再び必要となってきました。

二〇一四年度の内閣府「高齢者の日常生活に関する意識調査」では、仕事をしている全国六〇歳以上の男女において、「仕事をしたいと思わない」人は一・八％しかおらず、「働けるうちはいつまでも」と生涯現役を望む人たちが四二％もいました（図表50）。

二〇一五年度の内閣府「高齢者の生活と意識に関する国際比較調査」でも、欧米諸国と

図表50　何歳ころまで収入を伴う仕事をしたいか

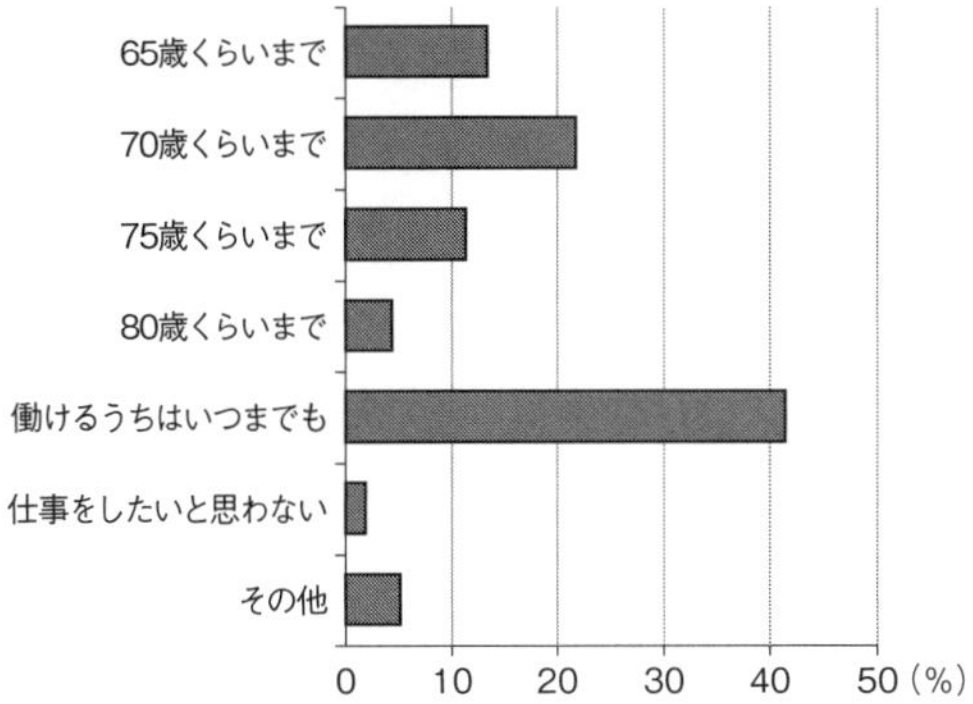

（2014年度内閣府「高齢者の日常生活に関する意識調査」より）

図表51　収入の伴う仕事をしたい（続けたい）60歳以上の高齢者の割合

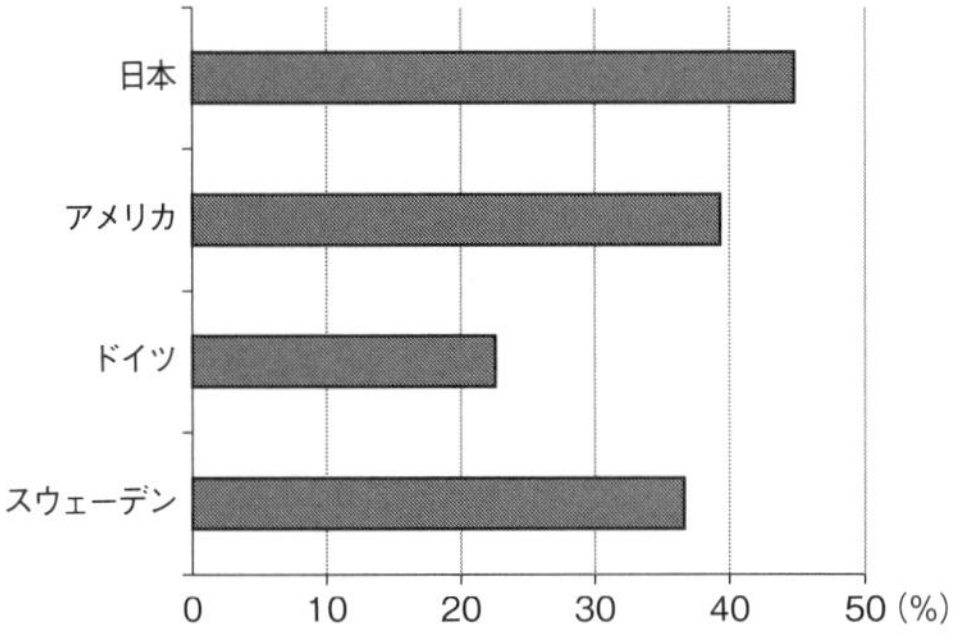

（2015年度内閣府「高齢者の生活と意識に関する国際比較調査」より）

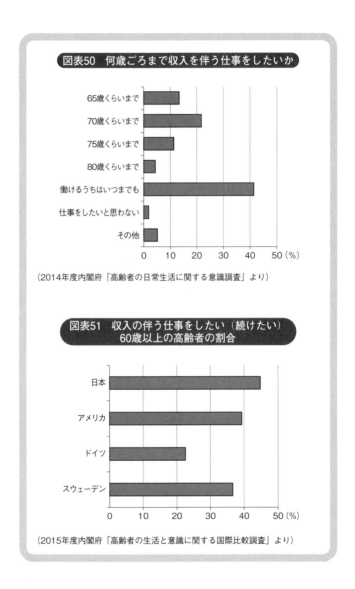

の国際比較で、日本は「収入の伴う仕事をしたい（続けたい）」が四四・九％と、アメリカ、スウェーデン、ドイツを抑えて最も高くなっていました（一九五ページ図表51）。

働くということは、社会との関わりを積極的に持つことであり、身体機能や認知機能を鍛えて健康寿命の延伸に役立っているものと思われます。

❋稲作が日本人の性格を作り上げた

米は他の穀物に比べて味が優れているといわれています。特にジャポニカ米と呼ばれ日本で食されている米は、炊《た》くとふっくらと柔らかくなり、美味しく食べられます。しかし、世界では、生産量の八割を占めるインディカ米が多く食べられています。細長く、パサパサしており、ジャスミンのような香りがして、カレーなどスパイスの利《き》いた食事に合います。

米は、籾《もみ》の状態では、長期に保存が可能です。品質は落ちますが、何年も保存することが可能です。このため江戸時代、米は年貢《ねんぐ》として徴税手段に使われていましたし、武士の給与にもされていました。保存が利くだけでなく、小麦などに比べて脱穀《だっこく》や精米が簡単で、簡単に炊いて食べられます。

しかし、比較的乾燥した寒冷地でも栽培が可能な小麦類とは異なり、米はもともと、高温多湿な地域でしか栽培できませんでした。

稲作は約一万年前に、中国の長江《ちょうこう》流域、現在の湖南《こなん》省周辺で始まったとされています。その後、約五〇〇〇年前になると、中国の沿岸地域まで広がります。日本でも約三〇〇〇年前には稲作が行われていたと推測され、その頃の水田跡も見つかっています。

これまでは、稲作は弥生時代になってから始まったとされていましたが、すでに縄文時代晩期には始まっていたようです。このように稲作は、日本の歴史とともに歩んできました。稲作は、日本の食文化だけでなく、生活習慣の形成の根幹になっています。

同じ農地で同一の作物を毎年繰り返して栽培することを、連作といいます。しかし多くの農作物では、連作によって土壌の成分が変化すると、収穫量が落ちていきます。小麦やトウモロコシなどの連作を続けると、土地が痩《や》せ衰え、不毛の半砂漠状態にすらなってしまいます。

ところが日本の田園風景を見ても分かる通り、稲は毎年、同じ水田で連作することが可能です。生産性が高く、単位面積当たりの米の収穫量は、小麦の約一・五倍です。また収穫量も安定しています。

ただしジャポニカ米の栽培には、他の穀物に比べて多くの労働時間が必要です。一方のインディカ米は手間がかからず、直播《じかま》きをして、自然に育つのを待ちます。

日本の稲作では、苗を育て、田んぼを耕し、水を張って田植えをし、水の管理をして雑草を取って、稲刈りをします。収穫が終わると、田を深く掘り起こす耕うんという作業を、繰り返し行います。このように、季節ごとに仕事の内容が変わっていくのです。

米はもともと高温多湿な地域の植物であり、稲は東南アジアのメコン川流域のような場所で栽培されてきました。稲は、ゆっくりと流れる大河の作り出す肥沃《ひよく》な湿地帯に自生しているのです。

一方、日本では、海岸沿いの狭い平野で、急峻《きゅうしゅん》な山岳地帯から流れ込む川の流れを利用して稲作を行わねばなりません。河川の流れを管理し、溜池《ためいけ》を作り、水田に必要な水を季節に応じて確保していく必要があり、たいへんな労力と知恵が必要でした。平地だけでなく、山の斜面にも芸術的といえる棚田《たなだ》を作り上げ、稲作を行ってきました。

このように水の管理が必要な稲は、村単位の集団でなければ栽培できません。みなが不平不満をいわず、お互いに協力し合って、黙々とすべきことをこなしていかねばならないのです。そのため日本には、欧米のような個人主義とは違う、不平不満をいわない国民性が育っていきました。

日本は稲作の北限であり、本来、亜熱帯の植物にとってはギリギリの自然環境です。稲の苗は気温が八度以下になると育たず、零下一度になると枯れてしまいます。寒さから稲を守る工夫が必要なのです。

そしてジャポニカ米は、肥料を与えると他の穀物よりもその効果が大きく表れ、一株当たりの茎の数が著しく増え、より多くの収穫を得ることができます。一方、インディカ米の場合、肥料を与えると背丈だけは高く伸びるのですが、結局、倒れてしまいます。インディカ米は肥料をやらないほうが、むしろ収量が安定するといわれています。

日本の稲作では、知恵をしぼり、手間をかければ、それだけ収量が上がる。日本人は三〇〇〇年ものあいだ、ひたすら勤勉に努力を重ね、計画的に稲作を行ってきました。そのなかで、真面目《まじめ》に、几帳面《きちょうめん》に、協力し合って毎日を過ごしてきました。このことが、現在の日本人の性格を作り上げてきたのです。

❋世界の環境を救う「もったいない精神」

稲作から生まれるものとしては、米だけでなく、藁《わら》、もみ殻《がら》、米糠《こめぬか》も、古くから利用されてきました。
藁は積み重ねて発酵させて堆肥《たいひ》にし、肥料として利用されました。また、馬や牛の畜舎の床に敷いて、保温や糞尿《ふんにょう》の吸収のために使われてきました。野菜などの栽培時にも苗《なえ》床《どこ》に敷き、保温や害虫予防に役立てました。

また、正月用の注連縄《しめなわ》、鍋敷きなどの工芸品、畳の台藁、履物《はきもの》としての草鞋《わらじ》、藁靴、さらに、笠、簑《みの》、筵《むしろ》にも使われました。納豆の発酵にも藁は欠かせません。

もみ殻は、卵や果物を保管するときにクッション材としたり、枕に詰めたり、燃料として燃やしたりしました。焼いた灰は肥料にもなります。

精米で出る糠は、牛や馬の飼料に使われていましたが、糠漬《ぬかづ》けの糠床《ぬかどこ》にも使われています。この米糠から作られる米糠油には、オリーブオイルの主成分であるオレイン酸が多く含まれています。酸化しにくく、また、ビタミンEもたくさん含まれています。

生活に必要なすべてのものを無駄なく使っていくことは、ものを大事にする「もったいない精神」であり、さらに持続可能な社会にもつながっていきます。二〇〇四年にアフリカ人女性として初めてノーベル平和賞を受賞したケニア人女性、ワンガリ・マータイさんも、二〇〇五年の来日時、日本語の「もったいない」に感動したといいます。

現代社会では、大量生産・大量消費によって環境が破壊され、人類の存続自体が難しくなってきています。ものを大事にする日本人の精神は、これからの世界には、非常に重要だと思います。

また日本人には、自然を尊び、畏《おそ》れ、愛する気持ちが根付いています。日本は美しい国ですが、自然災害が多い国でもあります。毎年のように大きな台風に襲われ、洪水や土砂崩れが起きます。大きな地震も周期的に発生し、また火山の噴火も起こります。

このような自然災害を、日本人は大昔から経験しているので、パニックを起こしにくいと考えられます。海外では災害時に略奪や暴動が起きますが、日本でそのようなことは稀《まれ》です。こうしたとき日本人は、じっと耐え、助け合い、そして再生していく。これは、自然の猛威に対する畏敬《いけい》の念でもあり、自然を愛する心ともいえるのかもしれません。

✳日本人は睡眠不足で病気を招いているのか

健康を守るためには睡眠も重要です。

朝の光を浴びて、脳内幸せホルモンであるセロトニンを分泌させます。気持ちよく目覚めて、幸福感に浸ることができます。

このセロトニンは、一五時間程経過すると、脳内でメラトニンに変化します。メラトニンは睡眠導入のホルモンで、自然に眠るように人体をコントロールしてくれます。

こうして十分な睡眠を取れば疲労が回復し、健康を維持することができます。しかし睡眠が不足すると疲れが取れず、生活や仕事の質が低下します。また、ガン、高血圧、動脈硬化、心臓病、鬱病《うつびょう》、そして認知症など、様々な病気の要因となります。

このため、睡眠不足を負債としてとらえ、それが積み重なって心身に障がいを起こすことを「睡眠負債」といったりします。毎日のわずかな睡眠不足が積み重なり、負債が大きくなって債務超過の状態になると、病気にかかったり、寿命が短くなったりする可能性が高くなるのです。

ただ、日本人は睡眠時間が短いといわれています。OECDの二〇一八年発表の調査では、日本人の平均睡眠時間は七時間二二分となり、三〇ヵ国中で最も短い時間でした。二番目は七時間四一分の韓国、一方、最も睡眠時間が長かったのは南アフリカで九時間一三分でした。

ということは、日本と南アフリカでは、二時間近い睡眠時間の差があるのです。

図表52　OECD関連諸国における年齢中央値と睡眠時間

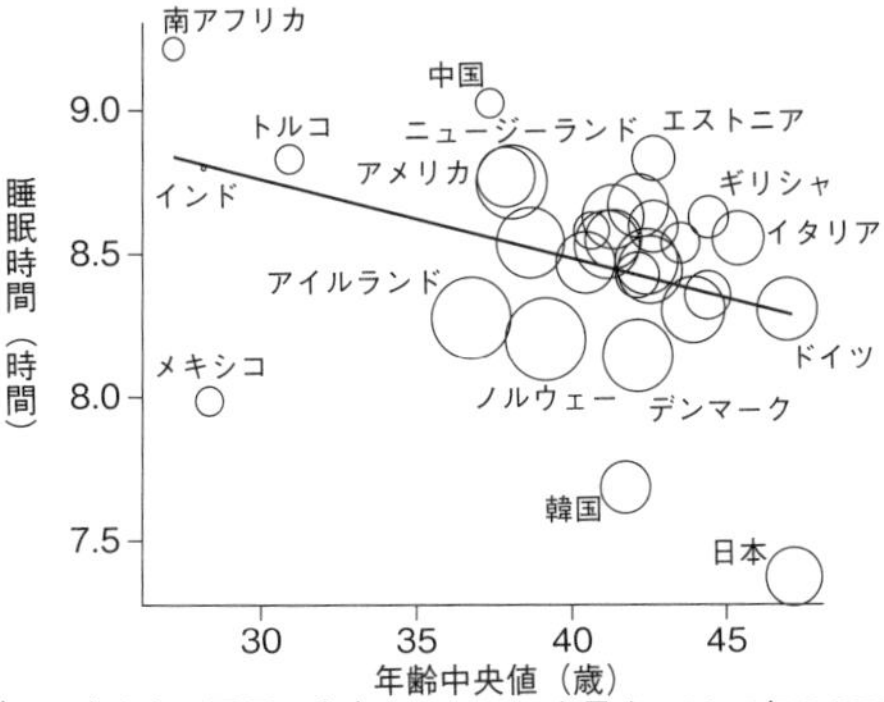

（バブルの大きさは国民一人当たりのGDPを示す。2018年のOECD統計より作成）

国民を年齢順に並べてちょうど真ん中の年齢を、国民の年齢中央値といいます。日本は世界で最も高齢化が進んだ国なので、年齢中央値も最も高くなっています。

図表52は年齢中央値と平均睡眠時間の関係をOECDの二〇一八年のデータを用いて示しています。南アフリカのような国民の年齢が若い国では睡眠時間は長く、高齢化した日本は最も睡眠時間が短くなっているのが分かります。

概《おおむ》ね国民の年齢中央値が高くなればなるほど睡眠時間が短くなっているのが分かります。つまり日本人の睡眠時間が短いのは、高齢化が進んでいるためなのです。

一日の睡眠時間は、個人差はありますが、

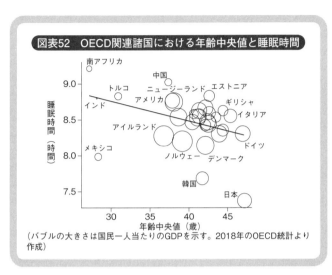

図表53　年齢別の必要睡眠時間と各国の実際の睡眠時間

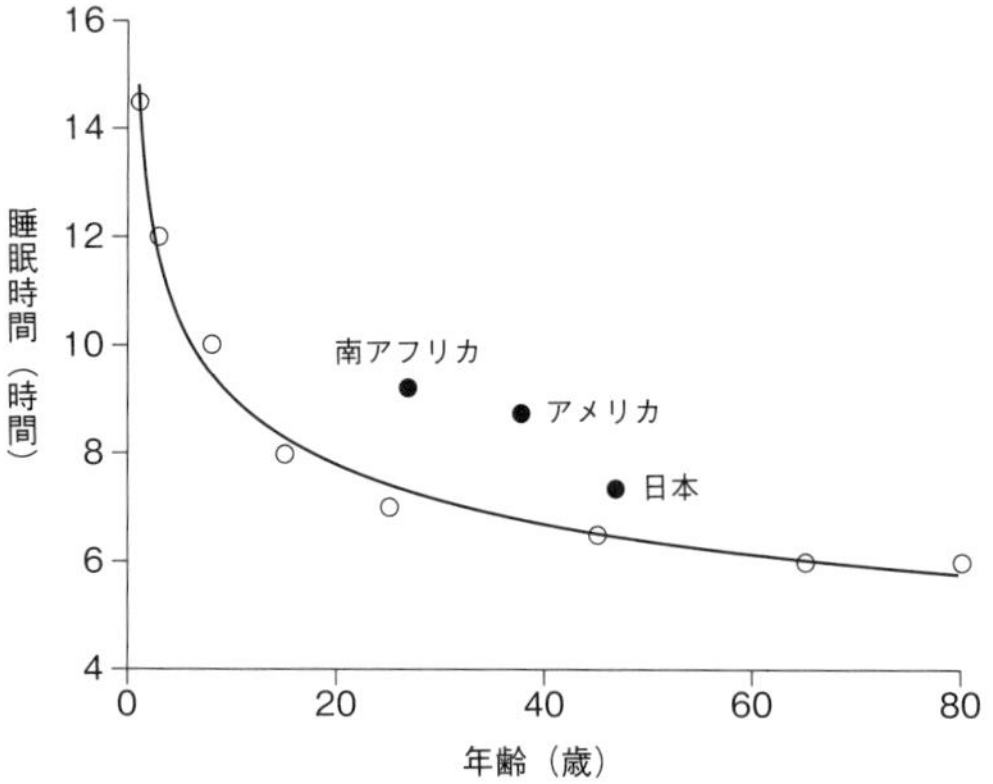

（OECD.stat & Ohayon MM, Carskadon MA, Guilleminault Cほか「Meta-analysis of quantitative sleep parameters from childhood to old age in healthy individuals:developing normative sleep values across the human lifespan」Sleep 27; 1255-1273, 2004より作成）

図表54　OECD関連諸国の睡眠時間と健康寿命

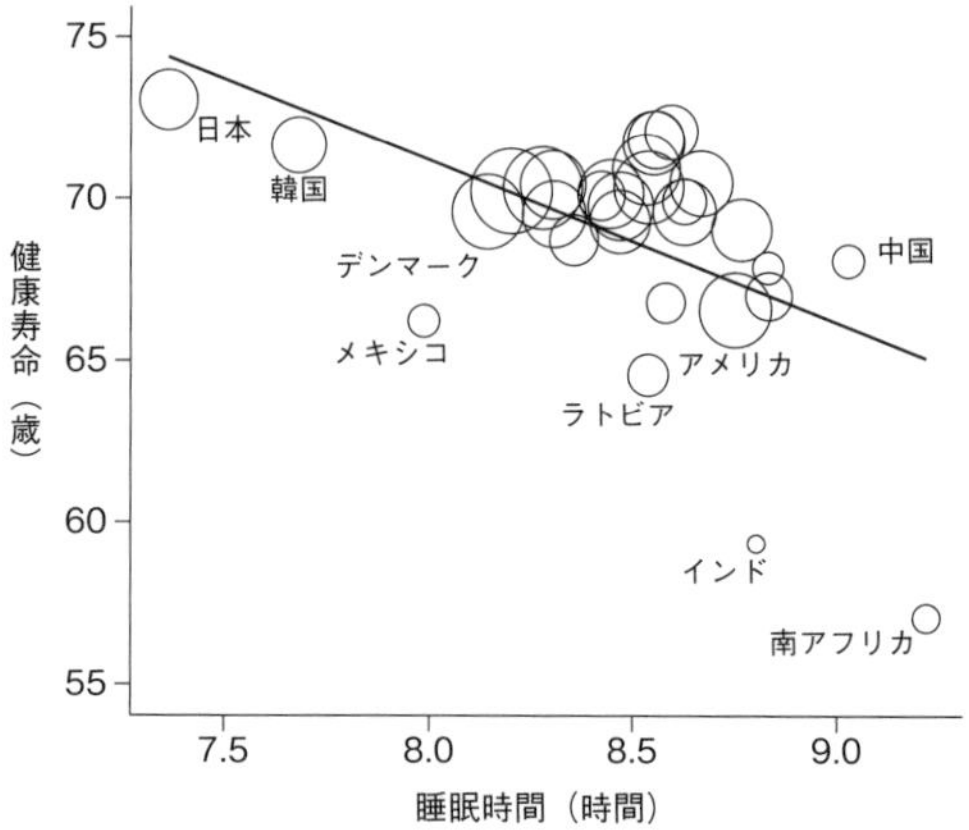

（バブルの大きさは国民一人当たりのGDPを示す。OECD統計とGBD2017のデータベースより作成）

一歳未満では一二～一五時間です。一～二歳で一一～一四時間、三歳で約一二時間、八歳で約一〇時間、一五歳で約八時間、二五歳で約七時間、四五歳で約六・五時間、六五歳で約六時間といわれています。このように、年齢とともに必要な睡眠時間は少なくなっていくのです（図表53）。

歳を取ると以前よりも長時間眠れなくなりますが、年齢とともに必要な睡眠時間が短くなっているのです。むしろ眠り過ぎると寿命を短くするという報告すらあります。

日本人の年齢中央値は四七・三歳。この年齢に必要な睡眠時間は六時間三〇分です。実際の睡眠時間の七時間二二分は必要睡眠時間を超えており、日本人は全体としては必要な睡眠を取っていることになります。このため、日本人の睡眠時間が短いことが病気の原因になったり、健康寿命を短くしたりしていることはなさそうです。

実際に国別の睡眠時間と健康寿命との関連を調べてみると、図表54ように、睡眠時間が短いほど健康寿命は長くなっているのが分かります。

❋世界遺産となった和食の健康食以外の魅力

二〇一三年、「和食　日本人の伝統的な食文化」がユネスコの無形文化遺産に登録され

図表55　食文化としての和食の特徴

特徴①：多様で新鮮な食材と素材の味わいを活用
日本の国土は南北に長く、海、山、里と表情豊かな自然が広がっているため、各地で地域に根差した多様な食材が用いられています。また、素材の味わいを活かす調理技術・調理道具が発達しています。
特徴②：バランスが良く、健康的な食生活
一汁三菜を基本とする日本の食事スタイルは理想的な栄養バランスといわれています。また、「旨味」を上手に使うことによって動物性油脂の少ない食生活を実現しており、日本人の長寿、肥満防止に役立っています。
特徴③：自然の美しさの表現
食事の場で、自然の美しさや四季の移ろいを表現することも特徴の一つです。季節の花や葉などを料理にあしらったり、季節に合った調度品や器を利用したりして、季節感を楽しみます。
特徴④：年中行事との関わり
日本の食文化は、年中行事と密接に関わって育まれてきました。自然の恵みである「食」を分け合い、食の時間を共にすることで、家族や地域の絆が強くなるのです。

（農林水産省「和食」パンフレットより）

ました。

無形文化遺産は無形文化遺産保護条約で定められており、農林水産省「和食」のパンフレットによれば、「伝統芸能や社会的慣習、伝統工芸などの無形の文化であって、コミュニティや集団が自らの文化的な遺産であると認めるもの」とされています。フランスの美食術や地中海料理、韓国のキムジャン文化（キムチ漬けの風習）などが、和食と同様に食文化として、ユネスコの無形文化遺産に登録されています。

和食は図表55に示すように、健康食であるというだけでなく、自然との調和など、日本人の生き方そのものも表現しています。

✳「不老不死の仙薬」は日本にあり

農林水産省の発表によれば、海外の日本食レストランの数は、二〇〇六年には約二万四〇〇〇店でしたが、二〇一三年には約五万五〇〇〇店、二〇一五年には約八万九〇〇〇店、二〇一七年には約一一万八〇〇〇店と、一一年間で五倍に急増しています。和食が健康的であるとの認識が、世界的な健康志向と合わさって、このような和食ブームとなっているのだと思われます。

その一方で、オーナーが日系人である和食レストランは一〇％以下であり、とても和食とはいえない料理を提供していることも多いのです。こうした状況に対し、二〇〇六年、当時の松岡利勝《まつおかとしかつ》農林水産大臣が、本物の和食を認定する「海外日本食レストラン認証制度」を思いつきました。

その構想が公表されたところ、「寿司ポリス」がやってくると、世界中で大バッシングを受けたのです。

たとえば寿司に関していえば、「カリフォルニアロール」など、海外の食材や風土に合った料理が開発されて地域の人たちが楽しむのは、悪いことではありません。日本でも、スパゲッティナポリタンや和風明太子《めんたいこ》ピザ、あるいは牛を聖なる動物としているヒンズー教徒が多いインドなら絶対に食べないビーフカレーなど、日本の食文化によって「進化」した海外料理も多いのです。

「寿司ポリス」騒ぎから約一〇年後の二〇一六年になって、農林水産省は、日本食・食文化の海外発信を強化することを目的とした「海外における日本料理の調理技能の認定に関するガイドライン」を定めました（二〇九ページ図表56）（農林水産省「海外における日本料理の調理技能認定制度」）。

図表56　海外における日本料理の調理技能の認定に関するガイドライン

認定の種類	要　件
実務経験が概ね二年程度の者 （ゴールド）	日本人が料理長等を務める国内の日本食レストランにおける実務経験が概ね二年程度ある者であって、本ガイドラインに定める日本料理の知識および技能を修得していると認められる者
日本料理学校等の卒業者または 実務経験が概ね一年程度の者 （シルバー）	国内外の料理学校等の一年程度の日本食コースにおいて、本ガイドラインに定める日本料理の知識および技能に関するカリキュラムを履修し、当該料理学校等を卒業した者
	日本人が料理長等を務める国内の日本食レストランにおける実務経験が概ね一年程度ある者であって、本ガイドラインに定める日本料理の知識および技能を修得していると認められる者
短期料理講習会等を受講した者 （ブロンズ）	国内外の日本料理学校、民間団体等が主催する短期料理講習会等において、本ガイドラインに定める日本料理の知識および技能に関する講習を受講した者であって、認定団体が実施する試験に合格した者

（農林水産省「海外における日本料理の調理技能の認定に関するガイドライン」より）

ガイドラインの概要によれば、この制度は、「海外において日本食・食文化と日本産農林水産物・食品の魅力を適切かつ効果的に発信するため、海外の外国人日本食料理人のうち日本料理に関する知識および調理技能が一定のレベルに達した者を、民間団体等が自主的に認定できるよう、一定の要件をガイドラインとして定めたもの」です。

民間が主体となる制度で、「日本料理に関する適切な知識・調理技能を修得した外国人料理人を育成し、認定数を増やしていくことで、日本食・食文化のブランド力の向上と、日本産農林水産物・食品の利用拡大を図る」ということです。

農林水産省の発表では、二〇一九年九月三〇日時点で、ゴールド八名、シルバー一三三四名、ブロンズ七三八名の、計一〇八〇名が認定されています。

健康的な食文化、肥満の少なさ、勤勉さ、清潔好きなど、日本人のライフスタイルには素晴らしいものが多々あります。こうしたライフスタイルが、世界有数の健康長寿を支えているのだと思います。

このことを世界に発信していけば、世界中の人々の健康を改善していけるのではないでしょうか。

いまから約二二〇〇年前、徐福《じょふく》は秦《しん》の始皇帝《しこうてい》に命ぜられ、「不老不死の仙薬」を求め、はるばる日本まで来たとされています。
現在の日本には、健康長寿の秘訣が、たくさんあるのです。

主な英文参考文献

①Nunney L「Size matters: height, cell number and a person's risk of cancer」Proc Biol Sci 285

②Hofstetter A, Schutz Y, Jéquier E ほか「Increased 24-hour energy expenditure in cigarette smokers」N Engl J Med 314

③Shimokata H, Muller DC, Andres R「Studies in the distribution of body fat. III. Effects of cigarette smoking」JAMA 261

④NCD Risk Factor Collaboration「Trends in adult body-mass index in 200 countries from 1975 to 2014」

⑤Nishi N「Monitoring Obesity Trends in Health Japan 21」J Nutr Sci Vitaminol 61

⑥GBD 2015 Obesity Collaborators「Health Effects of Overweight and Obesity in 195 Countries over 25 Years」N Engl J Med 377

⑦Kitahara CM, Flint AJ, Berrington de Gonzalez A ほか「Association between class III obesity (BMI of 40-59 kg/m^2) and mortality: a pooled analysis of 20 prospective studies」PLoS Med 11

⑧Kaneki M, Hodges SJ, Hosoi T ほか「Japanese fermented soybean food as the major determinant of the large geographic difference in circulating levels of vitamin K2: possible

implications for hip-fracture risk」Nutrition1 7
⑨Lapides RA, Savaiano DA「Gender, Age, Race and Lactose Intolerance: Is There Evidence to Support a Differential Symptom Response? A Scoping Review」Nutrients 10
⑩Messerli FH, Hofstetter L, Bangalore S「Salt and heart disease: a second round of "bad science"?」Lancet 392
⑪Imai T, Miyamoto K, Kawase F ほか「Traditional Japanese Diet Score - Association with Obesity, Incidence of Ischemic Heart Disease, and Healthy Life Expectancy in a Global Comparative Study」J Nutr Health Aging 23
⑫Yoon MS「The Emerging Role of Branched-Chain Amino Acids in Insulin Resistance and Metabolism」Nutrients 8
⑬Ericson U, Sonestedt E, Gullberg B ほか「High intakes of protein and processed meat associate with increased incidence of type 2 diabetes」Br J Nutr 109
⑭von Geijer L, Ekelund M「Ketoacidosis associated with low-carbohydrate diet in a non-diabetic lactating woman: a case report」J Med Case Rep 9
⑮Keith RE, O'Keeffe KA, Blessing DL ほか「Alterations in dietary carbohydrate, protein, and fat intake and mood state in trained female cyclists」Med Sci Sports Exerc 23
⑯Cordain L, Miller JB, Eaton SB ほか「Plant-animal subsistence ratios and macronutrient energy

estimations in worldwide hunter-gatherer diets」Am J Clin Nutr 71
⑰Lamichhaney S, Berglund J, Almén MS ほか「Evolution of Darwin's finches and their beaks revealed by genome sequencing」Nature 518
⑱Perry GH, Dominy NJ, Claw KG ほか「Diet and the evolution of human amylase gene copy number variation」Nat Genet 39
⑲Kawamori R「Diabetes trends in Japan」Diabetes Metab Res Rev 18 Suppl 3
⑳Seidelmann SB, Claggett B, Cheng S ほか「Dietary carbohydrate intake and mortality: a prospective cohort study and meta-analysis」Lancet Public Health 3
㉑Yancy WS Jr, Olsen MK, Guyton JR ほか「A low-carbohydrate, ketogenic diet versus a low-fat diet to treat obesity and hyperlipidemia: a randomized, controlled trial」Ann Intern Med 140
㉒Nakamura Y, Sanematsu K, Ohta R ほか「Diurnal variation of human sweet taste recognition thresholds is correlated with plasma leptin levels」Diabetes 57
㉓Dardevet D, Rémond D, Peyron MA ほか「Muscle Wasting and Resistance of Muscle Anabolism: The "Anabolic Threshold Concept" for Adapted Nutritional Strategies during Sarcopenia」Scientific World Journal 2012
㉔Paddon-Jones D, Rasmussen BB「Dietary protein recommendations and the prevention of sarcopenia」Curr Opin Clin Nutr Metab Care 2009

㉕Miyamoto K, Kawase F, Imai T, Sezaki A, Shimokata H「Dietary diversity and healthy life expectancy-an international comparative study」Eur J Clin Nutr 73-3

㉖Ohayon MM, Carskadon MA, Guilleminault C ほか「Meta-analysis of quantitative sleep parameters from childhood to old age in healthy individuals: developing normative sleep values across the human lifespan」Sleep 27

㉗Cappuccio FP, D'Elia L, Strazzullo P ほか「Sleep Duration and All-Cause Mortality: A Systematic Review and Meta-Analysis of Prospective Studies」Sleep 33

㉘Suzuki Y, Fujisawa M, Ando F ほか「Alcohol dehydrogenase 2 variant is associated with cerebral infarction and lacunae」Neurology 63

㉙Lowler DA, Benn M, Zuccolo L ほか「ADH1B and ADH1C genotype, alcohol consumption and biomarkers of liver function: findings from a Mendelian randomization study in 58,313 European origin Danes」PLoS One 9

㉚Park Y, Wang S, Kitahara CMほか「Body Mass Index and Risk of Death in Asian Americans」Am J Public Health 104

著者　下方浩史（しもかた・ひろし）

1953年生まれ。名古屋学芸大学大学院栄養科学研究科教授。医学博士（名古屋大学）。1977年、名古屋大学医学部医学科卒業、1982年、名古屋大学大学院博士課程医学研究科内科学専攻満期退学。1986～1990年、アメリカ国立老化研究所客員研究員。その後、広島大学原爆放射能医学研究所疫学・社会医学研究部門助教授、国立長寿医療研究センター疫学研究部部長、同センター予防開発部部長、名古屋学芸大学健康・栄養研究所研究所長などを歴任。日本内科学会認定内科医、日本老年医学会老年病専門医、日本臨床栄養学会認定臨床栄養指導医、日本疫学会上級疫学専門家。著書には、『「養生訓」に学ぶ！病気にならない生き方』（素朴社）、『ウエルネス公衆栄養学2019年版』（共著、医歯薬出版）などがある。

100歳《さい》まで自然《しぜん》に元気《げんき》な和食《わしょく》の流儀《りゅうぎ》

そんな日本人の生活習慣が人類を救う！

2020年５月29日　第１刷発行
2020年６月８日　第２刷発行

著　者　下方浩史
装　幀　川島 進
カバー写真　ゲッティイメージズ
発行人　高橋 勉
発行所　株式会社白秋社
〒102-0072
東京都千代田区飯田橋4-4-8 朝日ビル5階
電話　03-5357-1701
発売元　株式会社星雲社（共同出版社・流通責任出版社）
〒112-0005
東京都文京区水道1-3-30
電話　03-3868-3275／FAX　03-3868-6588
本文組版　朝日メディアインターナショナル株式会社
印刷・製本　株式会社新藤慶昌堂

ISBN 978-4-434-27588-3